JN196974

ひねくれトレーナーが教える

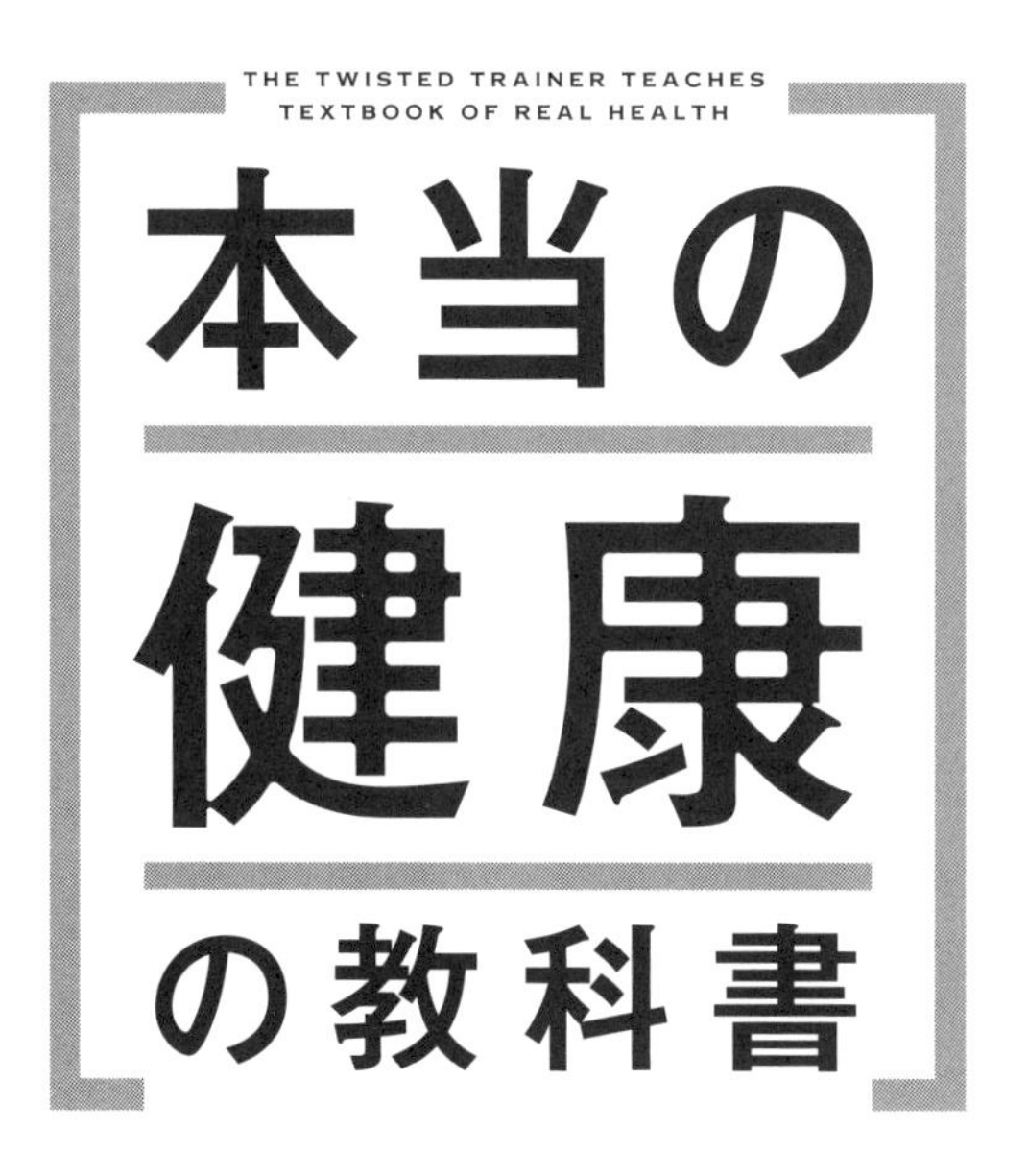

THE TWISTED TRAINER TEACHES
TEXTBOOK OF REAL HEALTH

本当の健康の教科書

JUN FUKUTA

福田 潤

株式会社J CONCEPT代表／
理学療法士／パーソナルトレーナー

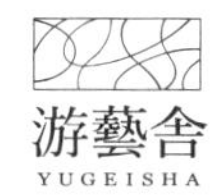

游藝舎
YUGEISHA

はじめに

現代社会では、忙しい日常の中で健康を維持することは容易ではありません。健康だと思っている人は多いようですが。

私たちは情報過多の時代に生きていて、少し検索すればさまざまな情報を簡単に入手できます。

ただ、理学療法士として体について少し詳しい人種からいわせていただくと、その情報が間違っていることが非常に多いことを知っていただく必要があります。

たとえば、有名アスリート愛用の枕やマットレスの広告を見ることがあると思いますが、実はああいう商品はあくまで筋肉に覆われたアスリート向けであって、一般人にとっては必ずしもプラスに働くわけではなく、逆効果になることもしばしばあるのです。

「えっ？　どういうこと？」

と思った方は詳しくは本書Ｐ１３６を読んでいただきたいのですが、現代に生きる私たちは、健康に関する誤情報や思い込みに惑わされがちなのです。

この本は、そんな現代を生きる人たちに向けて、正しい健康知識と実践的なアドバイスを提供することを目的としながら、多くの情報との向き合い方、自分に当たっているのか、などの考える力を養っていただくことを一番の目的としています。

また、本書ではあらゆる年齢層の方々に役立つ情報を提供しています。

健康に関する基礎知識から、具体的な運動法、食事のポイントまで幅広くカバーしているので、初心者から上級者まで、誰でも手軽に実践できる内容となっています。

とくに以下の１つでも当てはまる人はぜひ読んでください。

・忙しい日常の中で健康を意識したい方
・運動や食事に関する正しい知識を身につけたい方
・健康的なライフスタイルを送りたいが、何を信じて良いかわからない方
・体の不調を感じているが、根本的な改善方法を知りたい方
・正しい情報、自分に当てはまる情報の見つけ方がわからない方

きっと読んだ後は、

・健康に対する意識が高まる
（本書を読むことで、日常生活の中で５年後、１０年後を見据えた健康を意識す

る習慣が身につきます。運動不足や不適切な食生活、健康的とされている行動が引き起こすリスクを理解し、積極的に健康維持に取り組むことができるでしょう）

・具体的な行動ができるようになる
（本書には、すぐに実践できる運動法や食事の改善方法が記載されています。これらのアドバイスを取り入れることで、日常生活がより健康的で充実したものになります）

・誤った健康情報に惑わされなくなる
（本書は、私があらゆる常識とされている情報にとらわれず、論理的に考えて導き出した情報を提供しています。これにより、巷に溢れる誤情報や迷信に惑わされることなく、自信を持ってコンディションの管理ができるようになります）

・自己管理能力が向上する

(健康は一朝一夕で手に入るものではありません。本書を通じて、日々の習慣や生活スタイルを見直し、自己管理能力を向上させることができます。これにより、長期的な健康維持が可能になります)

このような変化がみなさんに訪れるでしょう。

ここからは、この本の著者である私の自己紹介をさせてください。理学療法士の国家資格を持ち、パーソナルトレーナーとしても活動している福田潤といいます。株式会社ＪＣＯＮＣＥＰＴの代表も務めています。

私は１９８３年２月２７日、長野県に生まれました。

両親と弟と私という４人家族で、バスケを通じて出会った両親は共にサラリーマン。医療とは無縁の職業に就いていました。

幼少期、私は幼稚園への行き帰りも毎日サッカーボールを蹴っている『キャプテン翼』好きのサッカー小僧でした。

ですが、小学3年生になると、地域の少年野球チームに気づいたらメンバー登録されていて、それ以来サッカーと野球の両方をプレーするようになります。

中学時代、学校の部活動はバレーボール部、学校外では野球のクラブチームに所属。

本当は陸上部に入りたかったものの、中学に陸上部がなく、平日はバレー部と野球のクラブチーム、週末は野球の練習や試合に明け暮れていました。

勉強に対する興味は全然なかったのですが、唯一数学の授業だけが大好きで、その授業のときだけ最前列の席を代わってもらうくらい真剣に取り組んでいました。

結果、数学だけ得意科目となり、いまだ数字をいじるのが好きな人間です。

県立高校に進学後は野球部に入部。かけ持ちはなし。

中学校時代から続けていたセカンドのポジションで、すぐにレギュラーの座を勝ち取りました。

高3の時にはキャプテンを務め、仲間にも恵まれ、長野県でベスト4まで進出するというその高校としては快挙を成し遂げます。

ただ、自身はというと1年生の春からずっと肩に痛みを抱えながらプレー。

最後の大会ではボールを投げるのが困難な状態だったのを覚えています。

最もひどい時には、自転車のハンドルをつかむために手を上げることすらできないほどでしたし、痛み止めの注射を打って何とかプレーできる状態を保っていました。

かつては100メートルくらいは遠投できたのが、最後は30メートル程度。

痛み止めのおかげで熱中症で倒れるなど、ボロボロの体でした。

高校はいわゆる進学校に運良く入れたのですが、１年生最初の世界史の中間テストで7点しかとれなかったとき、

「俺にこの学校で勉強は無理だ」

と悟り、学業を諦めて野球に専念しようと思った矢先の肩のケガでした。

３年の夏に野球部を引退した後、切り替えて猛勉強に取り組み、どうにか青山学院大学に合格しました。

青学への進学を決意したのは、一度体験入部で訪れた際、野球部を見て、どうしてもそこで野球をやってみたいという思いに駆られたからでした。

大学時代は野球部への入部に伴い、長野の実家暮らしから寮生活になります。

野球部に入ったものの、肩の故障は未だに完治しておらず、大学野球の舞台でのプレーは難しい状態。

「1年生のうちは球拾いなどの雑用をこなしながら、リハビリに専念しよう」

と考えていたのですが、実際に入部してみると選手の人数が少なく、すぐに練習に参加できる環境。

参加できる状態であれば素晴らしい環境であり、ＯＢには名だたる選手もいて、当時の日本代表選手も同じタイミングで在籍し、目標にしたい選手もたくさんいました。

けれど私の肩はボロボロ。

もちろん、肩を治すためにさまざまな病院を訪れ、トレーナーの紹介を受け、さらには手術も試みました。

でも、思うような結果にはなりませんでした。

そして2年生が終わる頃、選手としての道を諦める決意を固めました。

ただ、我が家に一人暮らしをさせてもらえる余裕はなく、寮に住み続けるためにも、自分の将来のためにも、どうにか野球部に関わり続けたかったという想いがありました。

そこで、監督とコーチに直談判し、

「トレーナーとして残らせてください」

とお願いしました。

青学の野球部にとって学生トレーナーというポジションは前例のないことでしたが、監督たちは快く応じてくれました。

こうして私は、青学の野球部で初の学生トレーナーとなり、選手たちのケアを担当することになったのです。

青学には体育学部などはありません。

トレーナーとしての役割を果たすため、私はこれまでにない時間を勉強に充てました。

大学生活というと、社会人になる前の最後の自由で楽しい時期。

ですが私は、野球部がオフの日も他の部を見学しながらトレーナーの勉強をする日々。

とはいえ、ツラかった思い出はなく、むしろ充実した毎日でしたし、周囲には多くの優秀なトレーナーの方も多く、目標となる方々もたくさんいました。

また、この時期は野球部メインのトレーナーとして活動する一方で、バスケットボールや女子バレーボール、サッカー、ラグビーなど、さまざまな日本のトップクラスの部活動のトレーニングにも関わることができました。

テーピングの技術一つを取っても、競技によって異なる方法が求められます。

ここで積んだ多種多様な経験は今も財産です。

そもそも、すぐに野球選手をあきらめてトレーナーの道を選べた背景には、幼少期からケガが多かったという点が大きくあります。

バレー部だった中学時代、突き指防止のためのテーピングの巻き方を試行錯誤していましたし、大学選びの際には医学部も一瞬頭をよぎったほど。学力的には到底無理でしたが。

それに加えて、学生トレーナーとして活動する中で、選手たちから、「体が軽くなった」「前よりパフォーマンスが上がった」といってもらえて頼られることは、選手時代の思うようなプレーができない苦しみに比べたら、この上ない喜びでした。

この充実感も、私がトレーナーとしての道を歩む決意を固める大きな後押しとなりました。

その後、大学卒業を控えた私は、トレーナーとしての道を歩もうと決意。ですが、当時の日本におけるトレーナーの社会的地位の低さと将来性に不安を感じ、よりメディカルな分野に強い理学療法士を目指すことを決めました。

鍼灸師や柔道整復師も検討しましたが、医療により近い理学療法士が私の理想に合っていたのです。

こうして大学卒業後、専門学校に通い、4年間の学びの末、理学療法士の国家資格を取得し、資格を活かした職場を考え始めました。

ただその一方で、「本場のアメリカで学びたい」という思いも。

アメリカは理学療法士の地位が高く、最新の知識、情報も得られる場所。

当時は英語力不足からその夢を一度あきらめ、野球少年やプロ野球選手も訪れる群馬の病院に就職しました。

当時は26歳。リハビリテーション科に就職し、主に手術を回避するためのリハビリを担当し、膝、股関節、肩など、多くの症例を診ました。

また、手術室の手伝いも経験し、日本で行われる解剖実習では学べないリアルな人体の構造を学ぶこともできました。

リハビリの現場では1日で30人ほどの患者を診ることもあり、病院勤務のこの時期に延べ3万人を担当した経験は貴重でした。

4年ほど忙しい毎日に明け暮れていましたが、
「やっぱり本場のアメリカで本格的に学びたい」
という思いがだんだん強まってきて、まずはインターンとしてアメリカに渡ることを決意。

インターンビザを取得するため、徹底的に英語の勉強に励み、どうにかハワイのスポーツイベント会社でのインターンシップのチャンスを得ました。

こうして30歳でハワイに渡り、2年のインターン生活を送ることになったのです。

ここからの2年間は私にとって多くの学びの時間。

英語力の向上だけでなく、アメリカの医療制度や理学療法士の仕事環境に触れ、その魅力に心を奪われました。

正直、まだまだアメリカで学びたかったのですが、ビザの延長が認められず、日本に帰国することに。

帰国後、魅力的な病院を見つけられず、

「しばらくはコンビニでバイトでもするかな」

と考えていたとき、ハワイで知り合ったスポーツクラブのマネージャーからとりあえずのつなぎでもと仕事を紹介され、叔母の家に居候しながらその仕事を始めました。

仕事内容は、主に監視員としてジムのマシンの使い方を教えるというもの。

ですが私は、理学療法士としての知識を活かし、たとえば膝を痛そうにしている会員さんを見つけたら、

「ちょっと足を触らせてもらってもいいですか」

などといって簡単な施術などもしたりしました。

そのスポーツクラブは年配のお客様が多かったこともあり、そういったアドバイスがだんだんと広がっていき、人が人を呼び、

「もしかしたら、こういう形で仕事をやっていくのもありかもしれない。病院で働くよりもやりたいことができそうだ」

と思うように。

病院で働くと、結局は医者の指示の下で動くことになるのが日本の理学療法士としての仕事で、自由度はあまりありません。

それよりもスポーツクラブで自分の好きなように働くほうが、自分に合っていると感じたのです。

その後、ジムのマシンの使い方を教える業務から、スポーツクラブ内のパーソ

ナルトレーナーのような業務に変わっていき、どんどん顧客も増えていきました。

さらにそんな業務に加えて、ハワイでの経験を活かしたスポーツイベントの企画を立て、会員満足度の向上にも力添えできました。

ランニングイベントや当時、まだそこまでメジャーになっていなかったハロウィン、クリスマスイベントなどを実施し、それらもスポーツクラブ内で人気イベントに。

ついには、顧客全員を連れてハワイのマラソンイベントに参加するツアーも年に4回実施するなど、顧客は増え、イベントも大きくなる一方。

それらはＣＯＶＩＤ－１９騒動が起こるまででしたが。

そうして３３歳のとき、私は会社を起こし、スポーツイベントの企画やパーソナルトレーニングを専門に行う仕事をすることを決断し、今に至ります。

現在はパーソナルジムの運営、リラクゼーションを目的としたＳＰＡの運営、講演やイベントの企画、スポーツジムの立ち上げのサポートなどを事業の柱としています。

前置きが少し長くなってしまいましたが、健康は私たちの最も重要な資産。忙しい現代社会において、自己管理の重要性はますます高まっています。運動をする、旅行に行く、ストレスなく日々を過ごすことを考えたとき、「健康」は非常に大きなテーマとなります。

様々な経験を積んだことで、元々のひねくれた性格に拍車がかかり、「情報について素直に受け入れることができず、一旦考えるクセを身につけました。しかし、今、多くの方の体と向き合わせていただく際に、その「考えるクセ」の結果、導き出されたものがマイナスに働いたことはほとんどありません。

できるだけ多くの方が自ら考え行動し、健康を維持し、より充実した日々を送るための一助となることを願っています。

目次　ひねくれトレーナーが教える　本当の健康の教科書

第２章　運動に関する思い込み

第3章　体に関する思い込み

第4章 誤解していたらもっとマズイ思い込み

第1章　これだけは押さえておきたい健康知識

「動いた方がいい」ではなく「動かないといけない」

動物とは「動くもの」と書きます。
もちろん、私たち人間もヒト科に属する動物の一種。
動くものであり、動かなければならないのです。
大げさでなく、運動不足は命に関わってきます。
その理由を説明します。

まず、動くことが必要な最も大きな理由は「血流を維持すること」にあります。
血液は、全身の器官に栄養や酸素を運ぶ役割を果たしています。
もし血流が止まれば、最悪の場合、組織は壊死し、ヒトとして死に至ることさえあるのです。

ではその血流は何が生みだしているのでしょうか。

ご存じのように、心臓はポンプのように血液を送り出すことを目的とした唯一の器官です。

血管を通じて全身に血液を循環させることで、ヒトの生命活動を担っています。

血管には、大きく分けて動脈（心臓から血液を全身に送り出す血管）と静脈（血液を心臓に戻す血管）の２種類があります。

静脈は逆流を防ぐための弁を持っていることが特徴です。

多くの静脈を流れる血液は、上行性（足から心臓に戻ってくる）で重力に逆らう必要があるため、この弁が大変重要な役割を担います。

筋肉が逆流防止の弁を持つ静脈を押しつぶすことで、血液が心臓に戻るのを助けているのです。

運動不足によって筋肉の活動が不足すると、心臓に戻らなければいけない血流が滞り、栄養不足や酸素不足に陥ってしまい、疲れやすくなったり、ケガが治りにくくなったりするのです。

血栓ができる原因にもなり、その結果、先述したように死に至るケースもあります。

運動不足の影響はほかにもあります。

たとえば、座りっぱなしの生活を続けていると、体重を支えなければならない下肢や体幹の筋肉が衰え、ある筋肉は硬くなり、先述したポンプ作用が使えなくなり、血流が悪化します。

体を支えるべき筋肉が衰えることで、さらに姿勢は悪くなり、呼吸も浅くなる。新鮮な空気も取り込みにくくなり、体全体の健康が損なわれる可能性もあります。

とくに、デスクワークの多い現代社会では、長時間座り続けることが一般的であり、これが慢性的な血流不足を引き起こしてしまうのです。

体のむくみや血圧の異常、肩こりや腰痛で悩むことにもつながります。

そうならないためにも、運動を定期的に行っていただく必要があります。

それこそが、これらの問題を防ぐ最良の方法です。

運動によって筋肉が動き、血液が全身に行き渡ることで、栄養や酸素が効果的に供給されます。

結果として、体の各部分が健康に保たれたり、ケガのリスクも減少したりします。

免疫力にも多大な影響を与えます。

みなさんは、

「野菜を食べて血液をサラサラにしましょう」

というアドバイスを聞いたことがあるかもしれません。

ですが、どれだけ血液がサラサラでも、筋肉が弱くて全身をめぐった血液が心臓にうまく戻らなければ、健康にはなれません。

説明したように、血液を心臓に戻すためには筋肉が必要なのです。

もちろん、ケガをしている場合や痛みがある場合は運動を制限する場合があります。

ですが、そうでない限りは運動による問題はありません。

動きすぎ、運動しすぎなんて、アスリート以外には無縁の話。

むしろ、疲れるくらい動かないと筋肉は維持できません。

おかしないい方かもしれませんが、「日常生活で疲れたくないなら、疲れるくらいの運動を適度にする必要がある」のです。

これは、日常生活をラクに過ごすためには、それ以上の負荷をかけるトレーニングや運動が必要ということ。

動くことは健康を維持するために不可欠です。

「動いた方がいい」などではありません。

「動かないといけない」のです。

積極的に体を動かす習慣を持ってください。

「冷たいものは飲みません」という人へ

「私、健康のために、冷たいものは飲まないようにしているんです」

という人も案外多くいます。

結論からいうと、冷たいものを飲むことは健康維持のためにも重要と考えます。

なぜなら、体温調節機能に刺激をいれるべきだからです。

冷たいものを飲むと、体が内側から温まろうとします。

この反応によって、体温調節能力が維持、向上するのです。

逆に、冷たい飲み物を避け続けると、この自然な体温調節機能が使われなくなり、結果としてその能力が衰えてしまうように思います。

そもそも人間の体は、高い温度環境で熱を逃がそうとし、低い温度環境では体を温めようとする機能を持っています。

これは動物としての基本的な生理反応。

ですが、快適な環境に長く身を置くことで、この自然な体の機能が弱まってしまうのです。

たとえば、エアコンの効いた室内で過ごし、暑いときには冷房、寒いときには暖房に頼ることで、体は自ら温度調節を行う機会を失ってしまっています。

そうやって私たちの体温調節機能はどんどん衰えていっているのです。

近年、熱中症の患者が多い理由の1つにもなっているのではないでしょうか。

また、後述しますが寝るときに手足を温めすぎると、体温調節がうまくいかなくなることも分かっています。

少し寒い環境で寝ることが、深い睡眠を促し、体温調節機能を正常に保つのに役立ちます。

手足から体にこもった熱を放散することで、深い睡眠を促すわけです。

昔の日本家屋では、隙間風が入るような環境で生活していましたが、人々はその中で健康に過ごしていました。

これにより、自然な体温調節機能が鍛えられていたのです。

現代でも、寒い環境に身を置くことで体の機能を「取り戻す」ような施設・設備も増えてきました。

たとえば、冬でも薄着で過ごすことを心がけると、体はその環境に適応し、自然な体温調節が可能になります。

寒い環境で体が震えるのは、筋肉を動かして熱を生みだそうとする反応です。

私が実践しているのは、風呂から出るときに冷水シャワーを浴びることです。冷水を浴びると、体が自然に温めようと働き、結果として体温調節能力が鍛えられます。

試していただけると分かるのですが、実際にシャワー後に冷水を浴びると、その後、体がポカポカと温まる感覚を得ることができるでしょう。

慣れてきたら、冬でもやってみることをオススメします。

また、最近流行りのサウナもいいかもしれません。

サウナと水風呂を交互に利用するのは、体が温度変化に迅速に反応する能力を強化する優れた方法です。

ただし、サウナに入りすぎると心臓に負担がかかるという話もあるので、あまり長時間や頻回の利用は避けるべきかもしれません。

サウナ室と水風呂との温度差があり過ぎるのも注意です。

現代の快適な生活環境に慣れてしまうと、体温調節能力が低下しやすくなってしまいます。

そうならないためにも、体が内側から温まろうとする自然な反応を利用することで、健康を維持し、外気温の変化に対応できる体を作りましょう。

そうすることで、免疫機能の向上にも役立つかもしれませんし、熱中症の対策にもなるかもしれません。

正常範囲に惑わされてはいけない

私たちが健康の指標としてよく使う体重、血圧、体温などには、おおよその正常範囲とされている指標があります。

多くの医師もその数字をもとにあなたの健康度を判断しています。

あなたを診ずに、数字だけを診て。

ただ、こういった数値に一喜一憂することはほとんど無意味であり、誤った判断により、逆に健康を損ねる可能性すらあるのです。

実は、これらの数値は必ずしも個々の健康状態を正確に反映しているわけではないのです。

まず、体重について考えてみましょう。

身長に応じた正常範囲の体重を示す数値として、ＢＭＩ（Body Mass Index、体格指数）という指標があります。

体重（キログラム）を身長（メートル）の２乗で割った値です。

これは体重と身長を基にして計算される体の肥満度を示すもので、一般的には健康の指標として用いられています。

けれど、ＢＭＩは比重の重い筋肉量を無視した数字であり、アスリートにはまず適さないという問題があります。

それに、テレビでよく見かける体の大きなタレントさんは、間違いなくＢＭＩは正常範囲外にあるはずですが、健康診断では異常がないといわれるという話もよく耳にします。

また、体重の変動は水分摂取や発汗によって簡単に起こります。

質量保存の法則というのを小学校か中学校で習ったかと思いますが、たとえば、水を1リットル飲むだけで体重は1キログラム増えますし、サウナや運動で汗をかけば300グラムくらいあっという間に減るのです。

このように、体重というのは案外あやふやで、それだけで健康を判断するのは非常に危険ということ。

私は、体重よりも健康的に見えるかどうかや感覚、たとえば膝の負担の軽減やジャンプのしやすさなどを重視すべきだと考えています。

体重だけを落としたかったら2日間、水だけを飲むようにしてみてください。簡単に2~3キロは落とせます。けっしてヘルシーではないですが。

次に、体温についても同様のことがいえます。

なんとなく36度5分前後が健康というイメージを持っている人が多いでしょう。とくにここ3~4年で敏感になる人が増えている体温です。

たしかに３４度のような極端に低い体温は異常ですが、これも個人差がありま
す。

伝説的なバスケットボール選手のマイケル・ジョーダンは、高熱を出して試合
に出たときに、

「多少熱があったほうがパフォーマンスが良くなる」

と述べたという逸話が残っています。

もちろん、３９度を超える高熱は注意が必要ですし、とくに４０度を超えると
体の元となるタンパク質が壊れ始めるため命に関わる可能性もあります。

ですが、３５度から３７度の範囲の体温変動は通常運転。

体温計の数値よりも、自分の感覚、たとえば頭痛や気持ち悪さを重視すべきで
す。

最後に、血圧についても触れたいと思います。

医学的には正常値が定められていますが、これもすべての人に当てはまるわけではありません。

家庭血圧の正常値は、最高血圧が１３５㎜Hg未満、最低血圧が８５㎜Hg未満。一方、診察室血圧の正常値は、最高血圧が１４０㎜Hg未満、最低血圧が９０㎜Hg未満とされています。

血圧が一定の数値を超えると高血圧と診断され、むりやり血圧を下げる副作用盛りだくさんの薬を出されることが多いものの、実はそれだけで判断するのは適切ではありません。

血圧の上と下の差が重要であり、差が正常であれば基本的に問題ないのです。

そもそもなぜ血圧を計るのか、血圧で何をチェックしているのかを知る必要があります。

たとえば、血圧が高い場合でも、上が高くて下が正常ならば、ただ心臓が強いという可能性があります。

逆に、血圧が低い場合、血管が柔軟で非常に健康体である可能性もあります。

また上も下も高い場合は、血管が硬くなっている可能性があり、脳梗塞などのリスクがあることを示しています。

にもかかわらず、数字だけを見て安易に薬を処方する医者が多くいるので、これは注意が必要です。

血圧の薬は心臓の力を弱めたり、血流を無理やり抑えたりするものが多いため、慎重に扱う必要があります。

グレーゾーンの患者に対しては、医者はもっと慎重に判断すべきだと考えています。

正常範囲という数値に惑わされず、すぐに薬に頼ったりせず、その前にまず生活習慣の改善や運動、我々がオススメしている血管のストレッチなどで対応してみることをオススメします。

血管を引っ張ることで血管を柔らかく保つことを目的にしています。

ここにあげた3つの項目はすべて運動によって改善できる可能性があります。

まずは、やはり体を動かすことが必須となります。

すべての人や動物は元々、とても優秀なセンサーを持っています。

「なんか気持ち悪いな」

「なんか痛いな」

「これは気に入らない」

「気持ち良くない」

そんな感覚は自分の健康度を自分で計るために非常に重要で、何よりも正確な指標のはずです。

そのセンサーを鈍らせてはダメなのです。

プロテインの誤解

「プロテインを飲んだら筋肉がつく」

このように誤解してしまっている人もいますが、プロテインをいくら飲んでも、それだけでは筋肉はつきません。

また、プロテインというと、ジムに通って筋トレをしている人が飲むイメージかもしれませんが、運動する人だけでなく、運動しない人にも、良質なプロテインを飲むことをオススメしています。

プロテインは、タンパク質を主成分とした栄養補助食品。

ちなみにタンパク質は、体のすべての構造物を作り上げる重要な役割を果たしています。

そういう意味で、運動する人だけでなく、運動しない人にとっても欠かせません。とくに女性にとっては、肌や髪、爪の健康を維持するためにもタンパク質が必要なので、しっかりと摂取することをオススメします。

栄養学的には、体重1キログラムに対して、1日あたり1グラムのタンパク質を摂取することが推奨されています。

たとえば、体重60キログラムの人は最低でも60グラムのタンパク質が必要であり、運動する人は体重1キログラムあたり1・5〜2・0グラムのタンパク質が必要なので、90グラムから120グラムが必要となります。

どんなときにプロテインを摂るのがいいかというと、食事から十分なタンパク質を摂ることができない場合に利用することが有効です。

私は、基本的に食事で必要なタンパク質を賄うようにしていますが、100グラム以上のタンパク質を食事のみで摂ることはかなり難しい（図を参照）。

しかも、１回の食事で８０グラムのタンパク質を摂ったとしても実際に体に吸収されるのは３０グラムあればいいほう。

ようするに、こまめに分けて摂取しなければ無駄になってしまうのです。

そんなときにプロテインを使うのが有効です。

ただし、プロテインには不純物や添加物が含まれているものもあるため、選ぶ際には注意が必要です。

もちろん、味は余計なものが入っているほうが美味しいです。

残念ながら、無添加のものは美味しくないものが多い。

中には美味しく飲めるものもありますが、味が良くないプロテインを飲みやすくするために、果汁１００％ジュースやフルーツと混ぜてシェイクやスムージーのようにして飲むことも。

私のジムやサロンでは、こだわったオリジナルのプロテインを作り、好評をい

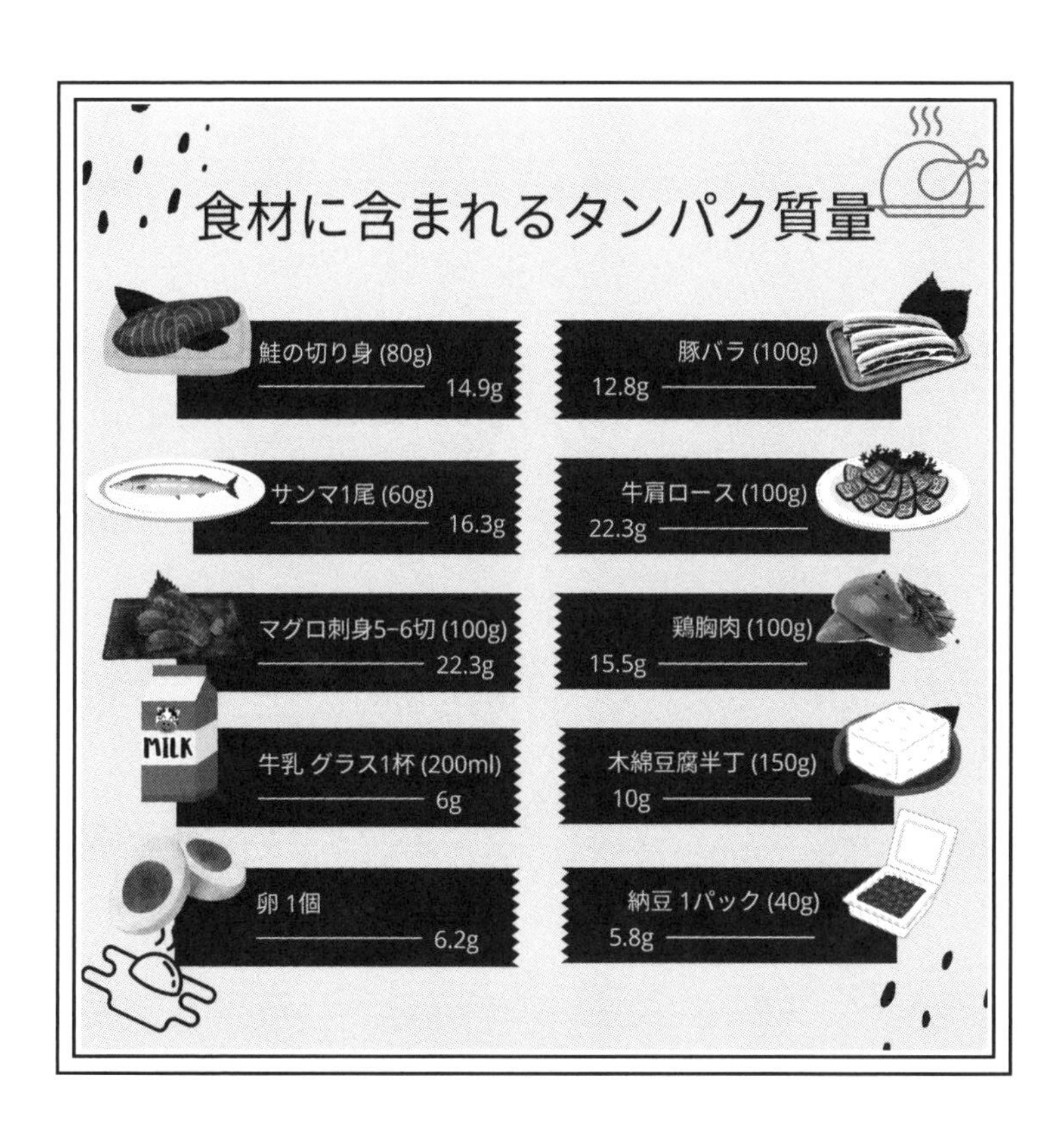
食材に含まれるタンパク質量
鮭の切り身 (80g)
14.9g
豚バラ (100g)
12.8g
サンマ1尾 (60g)
16.3g
牛肩ロース (100g)
22.3g
マグロ刺身5-6切 (100g)
22.3g
鶏胸肉 (100g)
15.5g
MILK
牛乳 グラス1杯 (200ml)
6g
木綿豆腐半丁 (150g)
10g
卵 1個
6.2g
納豆 1パック (40g)
5.8g

ただいています。

また、プロテインと同様に、補助的な栄養摂取方法としてサプリメントがあります。

とくに年配の方や減量中の人は、十分な栄養を食事から摂るのが難しいため、サプリメントで栄養を補うことが有効だと考えています。

けれど、サプリメントを選ぶ際には、メーカーのホームページや表示をよく確認し、何が入っているかよく分からないものは避けたほうが良いかもしれません。

実は、無添加をうたっていても不純物が含まれている場合もあるため、選ぶ際には慎重に。

そのためにも、直接メーカーなどに問い合わせるのもいいでしょう。

メーカーのこだわりなども聞くことで、よりよい商品と出会うこともできます。

相談が多いカテゴリーでもあるので、私自身も国内外たくさんのメーカーの話を聞きました。

そうした中での印象は、「これに効く!」というような効果に特化したサプリはあまりおススメできないということです。最近問題にもなりましたしね。

本当にそれに対して効果があるなら、その病気や状態になっているかたがもっと減るはず。

それよりも根本的に自身のベースとなる部分を安定、強化してくれるものを選択すべきかなと考えています。

まずは自身のベースのコンディションが良くないと、何を摂ってもプラスには働かないので。

「これなら安全です」といえるものもあるので、ご相談ください。

プロテインもサプリメントも、全身の健康を支えるために必要な栄養素です。

正しい知識を持ち、適切に摂取することで、健康な生活を送るための強力なサポートとなるでしょう。

痩せている＝健康？ 太っている＝不健康？

私のジムには、「もっと痩せたい」と痩せることを目的にしている人も多くいらっしゃいます。

「健康のために痩せたい」と考えること自体は悪くないのですが、痩せている＝健康、太っている＝不健康という一般的なイメージに縛られず、体重の数字にもこだわらず、健康状態は、感覚的に健康かどうかを重視してもらいたいものです。

痩せていることが必ずしも健康であることは意味しません。

同様に、太っていることが不健康であるともいえません。

にもかかわらず、痩せれば必ず健康になれる、という思い込みを持っている人がかなり多くいます。

また、「痩せる＝体重を減らす」と思っている方も非常に多い。

前にも書きましたが、ただ体重を減らしたいなら、２日間絶食すればいいのです。


うちのジムではまず、痩せたいのであれば、「何のために痩せたいのか」を明確にすることから始めます。

また、急激なダイエットのリスクについてもきちんと知っておく必要があります。


断食やファスティングなど急激に体重を落とす方法は、体重を落とすことに有効であっても、筋肉や水分も失われる危険な一面も。

急激に体重を落とすと一気に老けて見えるリスクもあります。

体重の数字だけに固執してしまうと、逆に不健康になる可能性があるのです。

では、健康的に美しく痩せるには、どんな方法があるのでしょうか。

まずは体重へのこだわりを捨てること。

体重は1キロ程度であれば簡単に変化する曖昧なもの。

たとえば、筋トレを取り入れることで、体重は減らなくても筋肉がつき、見た目が引き締まり、それで痩せたように見せられる方法などがあります。

そちらのほうがよっぽど美しく、かっこよく見えます。

体重を落とさなくても、脂肪を落とすことはいくらでもできるのです。


以前、「半年後に控えている結婚式のためにウエストを絞りたいんです。そのために、体重を減らしたいのですが……」という女性がいらっしゃいました。

その方の場合、目的はウエストを絞ることであり、体重を減らすことは1つの指標でしかなかったのです。

結局、やみくもに体重を減らすのではなく、筋肉をつけて体型を引き締めることで、着たかったドレスを着ることを達成できました。

体重を落とすのは、あくまで選択の1つにすぎません。

「5キロ体重を落とせばいい」ということではなく、なんのために痩せたいのか、理想はどこにあるのか、どうすれば健康的になれるのかを考えることから始めてみませんか？

体重にこだわるのは階級のあるアスリートだけで十分と思っています。

もっともっと肉を

「肉より野菜を食べるほうが健康的」というイメージを持っていませんか？

野菜もいいですが、私はみなさんにもっと肉を食べることをオススメいたします。

ベジタリアンや宗教的な理由などがないなら、肉を食べることには多くのメリットがあり、これを逃すのはもったいない。

まず、肉には豊富な栄養素が含まれており、とくに動物性タンパク質が多く含まれているのです。

動物性タンパク質は人間の体に必須の栄養素ですし、人間は元々肉食の狩猟民族として進化してきているはずです。

農耕が始まってから植物も食べるようになりましたが、遺伝子的には肉食が合っているのです。

また、現代の食生活ではタンパク質が不足しがちであり、プロテインやサプリメントで補うことも一つの方法ですが、肉から直接摂取する方が、他の栄養素も同時に摂れるので効果的。


一般的な肉の中でも、とくに牛肉が最も栄養素的に優れているといわれます。

牛肉は多くの栄養素をバランスよく含んでおり、赤身の方がとくに健康的です。

高級な霜降り肉というのは、いってみれば脂肪のかたまり。

人でいうと通常メタボ、肥満といわれています。

食べ過ぎると、こちらもメタボになってしまうでしょう。

ですが、赤身は食べる側の体への負担も少なく、栄養価も高い。

ぜひ優先的に選ぶことをおススメします。

豚肉はビタミンが豊富で、体調を整えたいときなどにはとくに効果的でしょう。鶏肉も良いですが、タンパク質以外の栄養素があまり含まれていません。とはいえ、鶏の胸肉には疲労回復に効果的な成分が含まれているので、疲れているときにはオススメです。

また、牛にしても豚や鶏にしても、良質な肉を選ぶことは重要ですが、そのためには価格と家計のバランスを取る必要があるでしょう。安価な餌を与えられた動物の肉は、当然安くなるので買いやすいのですが、栄養価が低くなってしまう傾向があります。

その点もご注意ください。

牛や豚、鶏ももちろん動物。

小屋に閉じ込められた彼らは、運動不足でストレスを抱え、決して健康体とはいえない可能性も。

そういった肉を食べるくらいなら、ヴィーガンのほうが、というのももちろん正しい意見です。


そういう意味では、最近人気のジビエも、クセはありますがオススメです。

やはり野生のものには野生の強さがあると思います。

野菜も大事ですが、肉をもっと食べることで得られる健康効果を逃さないようにしましょう。

より詳細に興味が出てきたら、身近な詳しい栄養士に相談してみてください。

咳も発熱も下痢も悪者ではない

風邪、発熱、下痢は、体が自分自身を守るために生じている正常な反応であり、けっして悪者ではありません。

これらの症状が現れたとき、薬で無理に抑えようとするのではなく、その背後にある理由を理解し、体の自然な反応を尊重してください。

たとえば、風邪の際に生じる咳は、体内に入った異物を排出しようとする反応です。

風邪の原因となるウイルスや細菌が体内に侵入すると、これらの病原体が気道や肺に付着します。

体はこれらの異物を排出し、気道を清潔に保つために咳を引き起こすのです。

咳をすることで、体は気道に入ったウイルスや細菌、粘液、その他の異物を外に出そうとします。

これは体の自然な防御メカニズムであり、自己の中での感染の拡大を防ぐための重要な反応なのです。

食べたものが誤ったところに入ったときにむせる。

この反応も咳と同様と考えてください。異物を吐き出そうとして咳が出ます。

このときに一番やってはいけないのが、水を飲ませること。

身近でそのようなことが起きたときも絶対に水を飲ませないでください。

飲んだ水が開いている気道に流れ込み、肺炎、気管支炎などの原因となることもあります。

発熱も似ていて、体内にウイルスや細菌が侵入すると、免疫システムがこれらの病原体を認識し、戦うための様々な反応を引き起こします。

その一つが発熱なのです。

体温が上がると、ウイルスや細菌の増殖が抑えられるだけでなく、免疫細胞がより活発に働くことができます。

つまり、発熱は体がウイルスや細菌と戦っている証拠なのです。


下痢も、体に入ってきた異物を速やかに排出しようとする反応です。

体内に有害な物質や病原体が入った場合、消化器官はこれらの異物を速やかに体外へ排出し、健康な腸内を維持しようとします。

この反応の一環として下痢が起こるのです。


ようするに、これらはすべて体の防御メカニズムの一部であり、異常な反応でも悪者でもないのです。

ですから、多少の症状であれば、無理に薬で症状だけを抑えるのではなく、自身の免疫力を活かして自然治癒するのを待つことをオススメします。

薬でその症状を抑えることは、治っているわけではありません。

ただ症状を抑えているだけ。

悪いものは体内にとどまることになります。

異常な高熱は別ですが、多くの場合、薬で無理に熱を下げると、体が熱を出す必要があると学習できず、結果的に免疫システムが弱まる可能性があると考えています。


私自身は、めったに風邪をひかないのですが、風邪をひいたときも下痢になったときも、基本的に薬を使用しません。

発熱時には脱水症状に気をつけながら水分を多く摂り、自然に治癒を待ちます。

唯一の例外は花粉症の時期ですが、普段から薬を控えているため、少量の薬でも効果があります。

風邪や発熱、下痢は、体が異物と戦い、自身を守るための正常な反応。これらの症状をポジティブに捉え、なぜ起こるのかを理解することで、薬に頼らずに自然治癒力を活かすことができます。

現代の人々はすぐに薬に頼ってしまう傾向がありますが、体の自然な反応を抑え、かえって健康を損なう可能性があることを理解しましょう。

薬は今出ている症状を抑えるだけ。

異物を体内に放置することになったり、ウイルスをたたけなくなったりするリスクがあるのです。

「とりあえず安静に」では治らない

体のどこかに痛みを抱えて整形外科に行った際に、

「とりあえず安静にしていてください」

と医者から指示された経験がある方も多いでしょう。

もちろん、複雑骨折ですとか、脱臼していますとかの重傷であれば安静にする必要がある場合もあります。

けれど、たとえば片腕の骨折のような場合、安静にして体を動かさないと、体全体があっという間に硬くなってしまいます。

その患部は「安静」にすべきですが、全身を安静にする必要は必ずしもありません。

どうして「とりあえず安静に」といわれるのでしょうか？

それは、痛みが和らぐまで安静にすることで、二次被害のリスクを避けるため。

二次被害とは、たとえばケガをした箇所を再び傷めてしまったり、無理に動かして他の部分に負担がかかることです。

実際には、その二次被害に対するリスク管理を患者に任せきれないので、「安静にしてください」となるわけです。

しかし、安静にしたことによるデメリットのほうが大きい場合もあります。

風邪などとは異なり、たとえば手の指を骨折したとしても、足や体はいつもと変わらずに動かせます。

ですので、医者から安静にするよう指示されたとしても、腕や足腰はいくらでも動きます。

適度な運動を続けるべきと思っています。

全身の健康を維持することの方が重要ですし、運動して全身の血流を良くすることで、ケガの箇所の治りも早くなるのです。

そういった点から考えても、過度に安静にすることなく、他の部分はしっかり動かすことが大切なのです。

たとえばアスリートの場合、ケガをしても他部位の筋力を落とさないようにトレーニングを続けるのが一般的です。

昨年、大谷翔平選手は右肘の手術を受けましたが、手術後あまり日を置くことなくランニングや肘以外のトレーニングを再開していました。

私たちもアスリートと同じように、ケガをしても動かせる部分を動かすことが大切なのです。

一度動かなくなると、再び動かし始めるのがどんどん億劫になってしまうでしょう。安静にしすぎて良いことはほとんどありません。

結局、「とりあえず安静に」するだけでは、体全体の健康を損なう可能性があるということ。

ケガをした部分以外は積極的に動かし、ケガをした部分ですら正しい動きを覚えるチャンスととらえ、全身の血流を促進し、筋力を維持することが大切です。

院内や高齢者施設でたまに問題となる「寝かせきり」という言葉を聞いたことがあるでしょうか。

過度な安静を矯正し、「寝かせきり」にすることで、体の機能が著しく低下し、認知症の原因の1つともいわれています。

やはり体は動かさないといけないのです。

反り腰や猫背は矯正しないといけない？

反り腰や猫背を直すグッズや、その矯正方法について書かれた本が多数出版されているなど、反り腰や猫背は悪いもの、直さないといけない、というイメージがあります。

ですが本当に悪いことなのでしょうか。

問題は、その状態で体が固まってしまうことによる痛みや障害です。
反り腰や猫背の間を自由に行き来できる柔軟性があれば、猫背であろうともたいして悪いことはありません。
固定された姿勢こそが良くないのです。

それを間違えないでください。

姿勢がまっすぐであろうと、その状態で固まってしまうことは良くありません。

重要なのは、姿勢を固定せず、柔軟に動かせること。


最近では、背中がまっすぐすぎることが、転倒時の背骨の圧迫骨折の危険を増す原因となるケースが多く見られます。

ストレートネックという言葉も聞かれます。

とくに最近のデスクワーカーのみなさんは、長時間座って作業をすることにフォーカスした座り心地のいいイスを与えられ、キャスター付きのイスで体をねじることもなく過ごしていると思います。

昔は授業中に後ろの人にプリントを配る際など、体をひねっていたのに。


背中に柔軟性がないと、転んだときのケガのリスクが高まります。

これは筋肉が固まっていて、柔軟な姿勢が取れなくなっているため。

いわゆる受け身がとれなかったり、衝撃を吸収できなかったり。

多くの人が抱いているイメージとは違い、ずっと背筋をまっすぐにしているのではなく、適宜反り腰や猫背の動きを積極的に行って柔軟性を保つことが必要なのです。


姿勢を固定しないために日常生活で簡単にできる対策として、まず朝起きたらしっかりと背伸びすることをおススメします。

背伸びをした後、体を左右に倒す動作も取り入れるとさらに効果的。

また、体をねじる動作も行い、背骨を動かすことが大切です。

これらの動作を短時間でも毎日行うことで、柔軟性が保たれ、転倒時にケガをしにくくなるでしょう。

電気毛布のつけっぱなしは絶対にNG

寒い冬の夜、ついつい電気毛布を使っていませんか？

ＹＥＳという方は健康や睡眠の質に悪影響を及ぼすため、電気毛布を使って寝ることは避けたいものです。

電気毛布を使うこと自体が悪いのではなく、その使用方法が問題です。

たとえば、布団に入る前に電気毛布で布団を温め、入った後に電源を切るという使い方ならまだ許容範囲といえます。

また、昔ながらの湯たんぽも同様で、最初は温かくても徐々に冷めていくため問題ありません。

ですが、電気毛布をつけっぱなしにして寝ることは絶対に避けるべきです。

なぜなら、ずっと暖かい状態が続くことで、人が備え持っている体温調節機能が乱れることもそうですが、結果的に睡眠の質が低下してしまうからです。

さらに、汗をかき、足がつる原因にもなります。


そもそも、体を温めた状態で入眠すること自体、実は良くありません。

布団に入った直後にシーツや掛け布団が冷たく感じるのは自然なことで、しばらくすれば体温で布団が温かくなります。

それで十分に眠ることができるのです。

電気毛布を使わなくたって風邪をひく心配はありません。

むしろ、寒さを感じることは健康にとって重要な要素です。

健康な人が健康を維持するためには、ある程度の寒さを感じる環境で寝ることも必要。

現代のほとんどの家は気密性が高く、外の寒さとは異なりますし、風も家の中まで入ってきません。

それ以上過度に暖かい環境を作って寝る必要はないのです。

暖かい環境で入眠すると、寝汗をかきやすくなり、結果的に熟睡できません。

電気毛布を使って布団に入り、

「すごく暖かい。これでゆっくり寝られる」

などと感じていても、睡眠の質は低下してしまっている可能性が大きい。

熟睡するためには、体温の低下が必須事項であります。

寒さに慣れることが大切で、はじめこそ「寒くて眠れないのでは？」と思うかもしれませんが、実際に試してみるとすぐに慣れるもの。

そして、暖かい状態で寝ていたことが熟睡を妨げていたと気づくでしょう。

健康で質の高い睡眠を得るために、電気毛布の使用は控えることが賢明です。

第2章　運動に関する思い込み

腕立て伏せはできますか？

腕立て伏せができることは、人としての最低限の能力。

これは、私が理学療法士兼スポーツトレーナーとしての経験から辿り着いた結論です。

運動が苦手な方や高齢者でも、腕立て伏せの重要性を理解し、少しずつ取り入れていくことが大切だと感じています。

「どうして腕立て伏せができることが、そんなに大切なの？」

と思ったかもしれません。

腕立て伏せができるということは、転倒や事故など、日常生活で自分の身を守るために必要な筋力があることの証明なのです。

自分の身を守るために必要ということです。


「毎日20回×3セットしましょう」

とはいいません。

けれど、最低でも毎日1~2回程度はしてほしい。


たとえば、段差につまずいたときや誰かにぶつかって転んだとき、手を使って体を支えることができなければ、頭や顔を打ってしまい、最悪の場合は命に関わる可能性すらあります。

そんなときでも、手で体を支えられさえすれば、頭や顔、ひいては命を守ることができるのです。

手をケガしたくらいでは、死にはなかなか行きつきませんから。

また、転倒時以外にも、日常生活において少し重いものを持ち上げる際、腕立て伏せで鍛えた筋力が役立ちます。

さらに、腕立て伏せは上半身の筋力を鍛えるだけでなく、全身のバランスや体幹の強化にも役立ちます。

これにより、日常生活での動作がスムーズになり、ケガのリスクが減少します。腕立て伏せができるということは、基本的な筋力と体の使い方を習得している証なのです。

おそらくみなさんの中には、運動が嫌いな人もいるでしょう。ですが、基本的な体の能力を維持するためには、散々いっていますが、体を動かすこと、運動が必要なのです。

とくに高齢者には、日常生活に必要な筋力を維持することが、健康を保つためには必須になります。

腕立て伏せは、単なる運動の一つではなく、人として基本ともいえるトレーニング。

転倒時や日常生活でのケガのリスクを減らし、自己防衛能力を高めるためにも、少しずつ取り入れていくべきです。

使える筋肉、魅せる筋肉

「筋肉をつけたい」と思ったとき、どんな方法で鍛えていますか？

とくに男性に多いかもしれませんが、電気刺激によって筋肉を収縮させるＳＩＸＰＡＤのようなものを使う人もいるかもしれません。

たしかにあの機器を使って、お腹を六つに割っている広告を見たことがありますし、つけているだけでラクに筋肉がつけられる気がしてきます。


しかし、使える筋肉と魅せる筋肉は違うのです。

魅せる筋肉をいくらつけても、それは使える筋肉にはなりません。

使える筋肉をつけるためには、当たり前ですが実際に筋肉を使った運動が必要です。

なぜなら、ＳＩＸＰＡＤのような電気刺激で得られる筋肉は、外部からの刺激によるもので、脳と筋肉が連携していません。

そのため、いざというときは実際に自分でその筋肉を使うことができません。

いくら魅せる筋肉をつけていても、いざ動いたら筋肉がつることもあるでしょう。

もちろん、ボディービルなどの大会に出る人は見た目が重要になるので、それでもいいかもしれません。

ほかに想像を絶するトレーニングをしてますしね。

けれど、一般の人が同じ方法で筋肉をつけるのは、あまり意味がないということ。

日常生活に必要な筋力を維持するためには、自分で筋肉を使う運動が不可欠。

腕立て伏せ、歩く、走る、ジャンプする、ぶら下がるといった基本的な動作を含むトレーニングが必要です。

筋肉がつけられるならその手段はなんでもいい、というわけではないことは、覚えておいてください。

「自分の意思で自分を動かす」

これがやはり基本です。

プランク30秒が体を壊す

みなさんは、「プランク」というトレーニングを知っていますか？

これは特別な道具や広いスペースを必要とせず、自宅でも手軽に行うことができるため、忙しい日常の中でも取り入れやすい運動として人気です。YouTubeなどでもよくみかけるトレーニングです。

プランクは体幹トレーニングの一種で、うつ伏せの状態から肘をつき、お尻やお腹を少し持ち上げて耐えるトレーニングです。

一見簡単そうに見えますが、正しいフォームを維持するのは想像以上に難しいトレーニングです。

これを30秒間もやっていたら、体に大きな負荷をかけることになりますし、もしも間違ったフォームで行うと腰や肩に過度なストレスがかかり、ケガをする可能性すらあります。

プランクをやっていたら腰を痛めた、ということも少なくありません。

たとえいいフォームが維持できたとしても、それをキープすることに実はあまり意味はありません。


ここでお伝えしたいのは、プランクに限らず体を固めるトレーニングはあまりオススメできないということ。

空気イスのようなものもあまりよくありません。

同じ姿勢で耐えるよりも、体を動かしながら行うトレーニングの方が効果的でかつ安全です。

ただただ筋肉が硬くなり、柔軟性を損ねたり、血流が悪くなるといったマイナス面が予測されます。

たとえば、プランクであっても、ずっと同じ姿勢でいるのではなく、応用的に足踏みをする、膝を肘の方まで持ってくるなど、体を動かしながら姿勢をキープする方法をオススメします。

いずれにしても、３０秒間プランクをメインのトレーニングとして取り入れることや、ダイエット目的でプランクに挑戦することはやはり反対。

姿勢のため、コンディション維持のためにも、またトレーニングの効率、最近の言葉でいうタイパを良くするためにも、動きをともなうトレーニングがオススメです。

また、ほかにもあまり推奨できないトレーニング方法がいくつかあります。

その代表格がランニング。

それまでほとんど運動をしていなかった人が、いきなり長距離ランニングに挑戦するのは、足に大きな負荷がかかるため、ケガのリスクが高まります。

まずは軽い筋トレや短い距離のウォーキングから始めて、ある程度体を支えられる筋肉をつけてからランニングにうつるべきです。

イチから運動を始める際は、短い距離や時間からスタートし、徐々に増やしていくことが重要なのです。

ケガを防ぐためにも、自分の体の状態を把握し、無理をしないでください。

それと、年配の方がいきなり水中ウォーキングを始めるのも問題があります。

水中ウォーキングには、水の抵抗によって陸上でのウォーキングよりも多くのカロリーを消費するというメリットもあります。

水の浮力によって、関節などへの負担も減らしてくれるメリットもあります。

ただし、骨の強さを維持するために必要な重力が少なくなります。

骨を丈夫に保ちたいのであれば、陸上で重力を感じながら動くほうがいいでしょう。

もちろん、水圧によるマッサージ効果も期待できますし、痛みがある場合や陸上で運動が難しい場合は水中での運動も良いですが、健康な人はなるべく陸上でのウォーキングを基本にするべきです。

また、トレーニングのやり始めはとくに、体力に余裕を持って終わらせることが大切であり、それが運動を長続きさせる秘訣です。

最初は、

「よし、今日から毎日朝6時に起きて5キロ走るぞ」

などとモチベーションを高める人も少なくありません。

1日目はやれるとしても2日、3日と続けるとだんだんキツくなっていき、すぐにやめてしまう三日坊主となる方も多いのです。

だからこそ、運動始めは余裕を持って取り組むことが大切なのです。

トレーニングで一番大切なのは、続けることです。

いきなり飛ばしすぎてケガをしてしまっては、続けられるものも続けられません。

「やっぱり続かなかった」となるのがオチです。

世間で良いと思われていても、あなたには実際は逆効果ということも少なくありません。

運動に取り組む際には、しっかりとした知識を取り入れましょう。

もしくは、あなたのことを分かってくれる方からのアドバイスを得るようにしましょう。

インターネット上のトレーナーやインストラクターは、あなたのことを知っているわけではありません。

ストレッチはたくさんやったほうがいい？

「ストレッチは運動前に必須で、時間をかけてたくさんやったほうがいい」

このように思われがちですが、実は「運動前」のストレッチには注意が必要です。

ストレッチは筋肉をリラックスさせ、柔軟性を向上させるために広く推奨されていますが、過度に行うことでパフォーマンスの低下やケガのリスクが高まることもあります。

これから運動をしようというときに長時間ストレッチをして筋肉が緩みすぎると、筋肉の出力が弱くなり、体を支えることが難しくなります。

これはいってみれば体がグラグラと不安定な状態。

関節が不安定ということは、体を動かした際に骨と骨がぶつかりやすくなり、これが関節のケガの原因となります。

そのため、運動前のストレッチは適度に軽く行うことが重要です。


プロのアスリートたちは、試合や練習前に入念なストレッチを行わないことが多いです。

筋肉が緩みすぎるとパフォーマンスを発揮できなくなることを知っているからです。

むしろ運動前には、筋肉にある程度の張りを出すようなウォーミングアップをしています。これによって体は動きやすくなり、パフォーマンスが向上します。


誤解しないでほしいのは、すべてのストレッチが悪いわけではないこと。

寝る前にしっかりとストレッチをすることはリラックス効果が高く、睡眠の質を向上させるために非常に有効です。

つまり、運動前のストレッチは控えめにし、運動後や寝る前にしっかりと行えばいいのです。

ここで、

「控えめにしたほうがいいのは分かったけれど、どれくらいやればいいの？」

と思ったかもしれません。

運動前のストレッチなら、軽く伸ばして自分の可動域の限界を確認する程度で十分です。

痛みを感じるほど伸ばす必要も、長時間のストレッチも必要ありません。

完全にリラクゼーションを目的とした場合も、がんばりすぎる必要はありません。

あくまで目的はリラックス。力まずにできる、痛気持ちいいと感じる、苦しくない、そんなことを意識しましょう。

ストレッチの効果を最大限に引き出すために大切なのは、適切なタイミングと量を見極めること。呼吸を止めないこと。

少なくとも、町にある専門店での入念なストレッチはリラクゼーションを目的としており、運動前には適していません。

あれはあくまで運動後や寝る前などに行う、リラックスを目的にしたストレッチです。

ストレッチの目的とタイミングを理解し、適切に使い分けましょう。

治療的に行うストレッチは、またやり方も意味も異なってきます。

解剖を理解した理学療法士などに確認しながら、正確に行いましょう。

ジョギングは運動ではない

私たちはもともと狩猟民族です。

獲物を捕獲するため、敵から逃げるために、「走る」というのは基本的な能力でした。

２０２４年の現代も、野生動物に襲われるリスクを感じて生活している方々も地域によってはいます。

走れない者は生き残れなかったのです。

たとえば災害が起きたときに走って逃げることができなければ、命を危険にさらすことになってしまうこともあるでしょう。

走ることが危険な場合も、もちろんありますけどね。

ですが、このように考えると、走ること、つまりジョギングは、特別な運動ではなく、日常的に行うべき基本的な活動だといえます。

にもかかわらず、多くの人が「走るのが嫌い」「ジョギングなんてしたくない」といいます。

もちろん疲れますし、気持ちはわかります。

ですが、健康を維持するためには、ジョギング程度の運動は簡単に取り組めますし、避けてほしくない運動です。

ものすごく大げさにいうと、走ることは人間の基本的な能力であり、好き嫌いで片付けるべきことではないのです。

とくに30代や40代は健康である限り、ジョギングなどで日常的に走る運動を取り入れたほうがいいと思います。

そうでないと、５０代、６０代、７０代と年齢を重ねるに連れて筋力が落ち、代謝も下がり、体重という負荷に体が耐えられなくなります。

心臓も弱くなり、息があがりやすく、疲れやすい、回復しない、そんな体になっていきます。

週に１度、１０分間程度のジョギングからでかまいません。

そうすることで代謝が向上し、アンチエイジングにもなりますし、健康を維持できます。

ジョギングにこだわらなくてもいいのです。

ダンスなどでもかまいません。

要は心拍数が上がり、汗をかいて、足腰に負担をかけましょう、ということです。

そのための１番身近な手段がジョギングなのです。

「長距離走や有酸素運動をすると、活性酸素が溜まって老化が早まるってテレビで見たことがあります。だとしたらジョギングもよくないのでは？」

以前、このように質問されたことがあります。

たしかに、あまりに激しい有酸素運動を長時間やるのは健康に逆効果となる可能性もあるかもしれません。

しかしながら、ジョギング程度の運動では活性酸素が溜まり老化が早まるという懸念はほとんどないのではないかと考えます。

キツイことをいうと、そもそもそれくらいのジョギングができない時点で、老化しているのではないかと思ってしまいます。

毎日４０キロも５０キロも走るオリンピック選手のように走るわけではありません。

毎日30分程度のジョギングであれば、まったく問題ありません。

私がどうしてこれほどジョギングをオススメするかというと、やはり特別な準備を必要とせず、気軽に始められるというのが大きいです。

それに、激しい運動とは違い、ジョギングは会話をしたり歌を歌ったりしながらでもできるレベルの運動。

これまでほとんど体を動かしてこなかった人にとっては最適なのです。

年齢が高くて膝や腰に問題を抱えている人は、まずウォーキングから始めてみてください。

それに慣れてきたら軽いジョギングを取り入れましょう。

そうやって徐々に運動に慣れていき、最終的には70代や80代でフルマラソンを完走した人もたくさんいます。

私のクライエントでも、６０歳を機にジョギングを始め、７０歳でハワイのフルマラソンを完走した方もいます。

ジョギングを日常の一部として取り入れ、長期的な健康を目指して続けることが重要です。

走ることは決して難しいことではありませんし、好き嫌いでやるやらないを決めることでもありません。

健康のためにやるべきことなのかもしれないです。

ほどほどにですけどね。

いつでもでんぐり返しをできる体を目指そう

あなたはでんぐり返しができますか？　いわゆる前転ですね。

小学生の頃には誰もが簡単にできていたこの動作も、３０代を超えると、「どうやるんだっけ」「なんだか怖い」といった反応を示す人が増えてきます。

日常生活でやる場面は少ないかもしれませんが、一度、布団の上などで試してみてください。自分の身体能力の衰えを実感できるでしょう。

ある女優さんは、８０代になってもステージででんぐり返しを披露していました。彼女は、ステージで披露するためにずっとその練習を続けていたからこそ、年齢を重ねてもできたのです。

継続して行っていれば、年齢に関係なくできますし、何歳でもやれるようになるのです。

７０代や８０代になってもでんぐり返しができるメリットとして、転んだ際に受け身を取ることができ、骨折や大きなケガを防げる点が大きいといえます。

高齢者が骨折などをして一度入院すると、体が一気に衰えて元のように動けなくなる可能性が高いため、できる限り入院は避けたいもの。

認知症の有病率と長期入院との関係も、数多く発表されています。

また、でんぐり返しは三半規管のトレーニングとしても効果的です。

三半規管を鍛えることで、ふらつきや転倒を防げますし、何かにつまずいて転びそうになっても、とっさに手や足が出るようになります。

三半規管が衰えてしまうと、体が傾いていることに気づかず、転倒のリスクが高まりますし、乗り物酔いもしやすくなるのです。

でんぐり返しは、これまでずっとやっていなかった人にとって最初は怖いかもしれません。

なので、はじめはあまり無理をせずにマットや布団などの柔らかい場所で練習を始めたり、横向きに回るなど難易度を下げると良いでしょう。

誰かに見てもらえる環境で行うと、さらに安全です。

でんぐり返しは特別な道具を必要とせず、家の中で簡単に始められるため、気軽に取り入れられます。

早速試して、まずは現時点の身体能力を確認してみてください。

似た運動で鉄棒も面白いと思います。

前回り、逆上がり、ぜひトライしてみてください。

お子様の前で「昔はできたのに」よりも、今できたほうがカッコいいパパママですしね。

ぶら下がり健康器がなくならない理由

みなさんも一度や二度は見かけたことがあるはずの「ぶら下がり健康器」。

昔から愛され続ける健康器具の代表格であり、現在でも通販や週刊誌の広告で目にすることがあります。

この商品が超ロングセラーとなり、いつまでもなくならないのは、いくつかの理由があるのです。

もちろん多くが洗濯物掛けやコート掛けになっているのも知っていますが、それでもなくならないということは、理由があると思いませんか。

ぶら下がり健康器の最大のメリットは、シンプルにして効果的なストレッチ効果。

ぶら下がることで、背骨や関節が重力に引っ張られて自然に伸び、姿勢が改善されます。

広背筋のストレッチは他の部位に比べて難しいため、これで得られる効きめは大きいのです。

また、全身の筋肉が伸びることでリラックス効果も期待できます。

さらに腰痛の予防や緩和にも効果があり、長時間のデスクワークや座り仕事をする人にもオススメです。

とくに高齢者にとって、ぶら下がり健康器は握力強化にも役立ちます。

握力は年齢とともに低下しやすく、それに伴い日常生活での不便さが増えてきます。

ペットボトルの蓋を開けることや箸を使うことが難しくなる、手すりをつかめなくなるといった問題は、握力低下も理由の1つです。

ぶら下がることでバーをしっかりとつかみ、自身の体重を支える、それが握力の維持・強化につながります。


昔の人々は、農業や日常の家事労働で自然と握力を使う機会が多くありました。ですが、洗濯機の普及や掃除の様変わりによって雑巾を絞る必要がなくなるなど、握力を使う機会が減少していったのです。

そのため現代は意識的に握力を鍛えなければ、どんどん弱くなってしまう傾向にあります。

握力強化のためにもぶら下がり健康器は適しています。


最近では、公園などに健康器具が設置されており、そこでぶら下がるための機器を目にすることもあります。

ぶら下がることで得られるメリットは大きく、健康維持に役立ちます。

日常の健康維持の一環として、ぜひぶら下がり健康器を活用してみてください。

もちろん、肩の可動域が狭い、肘が伸びない方はそちらの可動域を改善させることが先になります。

逆に、若いうちから続けることで、四十肩、五十肩などの予防にもなりますので、ぜひ生活に取り入れてみてください。

継続が一番難しい

運動を始めることは、多くの人にとって簡単なことです。

医者に、あるいは友人や家族にいわれたなどの理由が運動を始めたきっかけ、という人も多いはず。

しかし、それを続けることは別の話。

ほとんどの人が運動を継続できずに途中でやめてしまいます。

その理由は、人間はラクなほうに流れてしまう生き物であり、体が疲れる運動を続けることは全然ラクでないからです。

性質として、効率を求めたり、ラクを求めてしまうのです。

では、どうすれば運動を継続できるのでしょうか。

まず大切なのは、運動することを歯磨きのように習慣化させること。

歯磨きをするとき、いちいちやるかやらないかなんて考えませんよね。

それは日々の習慣になっているから。

また、必要性を感じているから。

歯磨きのように運動を習慣にしてしまえばいいのです。

もしくは、歯磨きをしながら体を動かすのもいいでしょう。


「21日間続けられたことは習慣になる」という研究結果があります。

ようするに、まず最初の目標を3週間に設定し、それを乗り越えることで、運動が習慣化される可能性が高まるということ。

21日間継続させることが一つのハードルです。

まずは21日なら続けられそうな運動をチョイスして、がんばってみましょう。

また、運動を継続できる人は、自分の体の健康に関することを高い優先順位で考えています。

優先順位が高ければ、おのずと時間の確保ができるようになります。

多くの会社員の方は仕事の時間に制約があり、なかなか運動を優先しづらいでしょう。

平日の午後に会社を抜け出して、ジムに通うなんてなかなか難しいものです。

一方、経営者やフリーランスの方は、比較的仕事の時間を自分で決めやすく、トレーニングを優先させやすい傾向にあります。

結果、運動の時間も確保しやすいということもあります。

また、運動が楽しいと感じる人も、自然とその優先順位を上げやすいです。

とはいえ、多くの人にとって運動は楽しいものではなく、キツいもの。

そのため一層、運動を継続するのが難しくなります。

トレーニングを他の何事よりも優先できるかどうか。

これが継続の鍵でしょう。


運動を継続する別の方法として、強制力を使うのも有効です。

自分で「よし、明日から毎日運動をしよう」と決意したとしましょう。

それを実行しなくてもとくに何も起こらなければ、結局やらなくなってしまう。

そんな人でも、強制的に運動せざるを得ないようにすればいいのです。

たとえば、毎週決まった時間にジムを予約してお金も半年分先に払ってしまうなど、行かざるを得ないような強制力を持たせることが重要となります。


そもそも運動すること自体が1人でやり続けるのは難しいものなのです。

それに、自己流のトレーニングで体を痛めてしまう可能性もあります。

ですので、継続したい、正しい方法を学びたい、という人は、トレーナーの元に通うことも一つの選択肢として考えてみてください。

我々トレーナーは、みなさんが継続して通うのを手助けするために、必要以上の負担を減らしたり、続けやすい方法もいろいろと考えています。

押し付けるメニューではなく、あなたが続けやすい、必要性を感じやすいメニューを教えてくれるトレーナーを探してみてください。


とはいえ、運動を継続できるかどうかは、最終的には本人の意志次第。

それくらい継続は難しいことなのです。

ですので、一度や二度、途中で運動をやめてしまっても構いません。

そんなのは当たり前といってもいいこと。

重要なのは、改めてまた運動を始める意志を持つこと。

運動を習慣化するために、小さな目標から始めて、少しずつその習慣を根付かせることが大切です。

継続のためには、自分に合った方法を見つけ、無理なく続ける工夫をしてください。

そして、運動が楽しいと感じる瞬間を見つけることができれば、自然とその優先順位は上がり、継続が楽になるでしょう。

「そんなことでいいの？」

程度の運動から始めましょう。

第３章　体に関する思い込み

寝相は悪いくらいがいい

寝相が悪いことは、実は良好な血流の維持につながります。

子どもたちは寝相が悪く、寝る前と起きた時の頭の位置が逆になっていることもよくありますよね。

けれど、朝起きて「腰が痛い……」なんていう子どもはいません。

実は寝相が悪いことは良いことであり、むしろ大人も見習うべき習慣なのです。

大人になるにつれて寝相が良くなってしまい、寝ている間にあまり動かなくなります。

いいことのように思うかもしれませんが、これでは体が固まってしまいます。

朝起きて腰が痛いのは、寝ている間にずっと同じ体勢で動かないために血液が重力で背中側にたまってしまい、圧迫されていることが原因なのです。

狭い座席で長時間同じ体勢を取らなければならない飛行機や夜行バスで、体の節々が痛くなるような経験、きっとあるでしょう。

それと同じです。


「寝ている間もなるべく動いていたいけれど、寝ているときのことなんてどうすればいいのかわかりません……」


と思ったかもしれません。

ですが、基本的には意識しなくても体が動くのが普通なのです。

寝ている間に本来であれば勝手に体を動かすことで、腰や背中の痛みが軽減していくのです。

そのためにはまず、寝具と枕のチェックが必要。

ベッドに入ったときの心地よさを優先した柔らかすぎるベッドは体が沈み込み、寝返りが打ちにくくなってしまいます。

また、枕が高すぎると首が回らず、これもずっと同じ寝相になってしまう原因。横になったときは心地良いのですが、高い枕は他にもたくさんの弊害をもたらします。

いびきや睡眠時無呼吸症候群（ＳＡＳ）、寝違えなども高い枕が引き起こします。

重要なのは、動きやすい寝具を選ぶことになります。

たとえば、薄い掛け布団や軽い寝具を使うことで、睡眠中も体は動きやすく、圧迫を避けることができます。

また、動きを邪魔しない服装で寝るのも必要なこと。

締め付けの強い下着や硬めの生地の服は避けるべきです。

裸で寝る人も少なくないですが、たまには裸で寝ることも動きやすさの面でも良いと思います。

これをいうと驚かれるのですが、私は直接畳や床の上で寝ることもあります。リカバリーのために、あえてそういう日を設けます。

みなさんも、硬い寝具（畳や床の上）で寝ることをたまにはやってみてください。

一見寝心地が良くなさそうに感じますが、硬い床の上では自分に合ったポジションを探すために自然と動くようになります。

最初は慣れないかもしれませんが、慣れるにしたがって痛みが和らぐことでしょう。

また、起きたときも思いの外スッキリ起きることができるはずです。

最初の2、3日は慣れないかもしれないですが、それだけ自身の体が硬くなってしまっていると思ってください。

寝る際の姿勢は、仰向けにこだわる必要はなく、うつ伏せや横向きでもかまいません。

多くの動物はうつ伏せで寝ることが多く、人間も本来は仰向けで寝るのは自然ではないのかもしれません。

おもしろいことに日本のドラマや映画では、仰向けで寝ているシーンが多く、海外の映画やドラマではうつ伏せや半うつ伏せの状態が多い印象です。

仰向けかうつ伏せかには、あまりこだわる必要はないのです。

子どもにならって寝相を悪くすることが、健康な睡眠と体の痛みを防ぐ鍵なのかもしれません。

適切な寝具と自由な体勢で、心地よい睡眠を手に入れましょう。

体温を上げたら本当に免疫力も高まる？

みなさんも聞いたことがあるかもしれませんが、「体温が高い方が免疫力も高い」という説があります。

体温と免疫力に関係があるということですが、はたしてそうなのでしょうか？

まず、体温が高いと免疫力が高いという主張には、医学的な根拠や流行り言葉でいうエビデンスが不足しています。

いくら調べても、体温と免疫力の直接的な関連を示す正式な記述は見当たりません。

現代はエビデンスにこだわり過ぎな気もしますけどね。

それにもかかわらず、「体温を上げることで免疫力を高めよう」というメッセージが、広く受け入れられているのです。なぜでしょうか。

また、私自身の経験からも、体温が高いことと免疫力が高いことの関連性に疑問を感じざるを得ません。

私の平熱は35・3度程度と低め。

ですが、年に一度風邪をひくかどうかですし、高熱で寝込むことなんてほとんどありません。

ちなみに、流行病のCにもかかっていませんし、もしかかっていたとしてもほとんど症状に表れていません。

「体温が高い人は免疫力が高い」「体温が低い人は免疫力が低い」というのが正しいなら、私はもっと頻繁に風邪をひいているはず。

このような点からも、やはり体温と免疫力の関係に対しては違和感があるのです。みなさまの周りではいかがでしょうか。

体温が低くても風邪ばかりひいている人っていますか？


それに加えて、体温の測定方法についても考慮すべき点があります。

体温は、一般的にはわきの下で体温計をはさんで測定します。

これは、体の正確な内部温度を反映しているわけではありません。

正確な体温を測るには直腸などで測定する必要があり、わきの下で測った不正確な体温が高いからといって、それが免疫力にどう影響するかはまったくわかりません。


さらに、「体温を上げましょう」というメッセージがどの程度の体温上昇を指しているのかも明確ではないのです。

一般的に人間の体温は３７度を超えると少し高めとされていますが、そうなると何度が健康的な体温で、何度を目指すべきなのでしょうか。

つい数年前のコロナ禍では、

「37度を超えたら外出は控えましょう」

などと、ちょっとでも熱があると問題視されていましたし、コロナ禍以降は額や手首で熱を測るというあいまいなものも増えています。

結局、体温を上げるといっても、どれくらいにすればいいのか、非常にあいまいなのです。36・9度は良くて、37・0度はダメなのでしょうか？

少し話がずれますが、体温を上げるためにサウナに入って汗をかくことがいいという話もあります。

ですが、サウナは持続的な体温の上昇や免疫力の向上に直接的な関係はありません。

もちろん、サウナでの発汗は老廃物を排出する効果があり、その点では有益ですし、これが免疫力の向上に役立つ可能性はあります。

しかし、サウナでは体温が上がりすぎないように発汗するわけですし、体温の上昇にはつながらないのではないでしょうか。

もしも免疫力を高め、健康を維持したいのであれば、体温を上げるためのあいまいな努力をするよりも、体を動かすことのほうがはるかに効果的。

運動をすることで体の機能が活性化され、免疫細胞を運ぶ血流が良くなれば、免疫力の向上につながるのは明白です。

また、筋肉を動かすことで熱が生み出され、深部体温も高まる可能性もあります。

血流も良くなり、免疫系の細胞を体の隅々にいきわたらせることで、根本的な免疫力を上げられるはずです。

薬を飲めば飲むほど風邪をひきやすくなる

前にも話しましたが、熱が上がったり、咳が止まらなくなったり、頭が痛くなったりしたら、薬を飲んで治そうとしてしまいますよね。

けれど、解熱剤や痛み止めは、症状を一時的に抑えることができるものの、根本的な原因を取り除き、治療するものではありません。

これらの薬に頼らず、自然治癒力を高めることが重要なのです。

もちろん、場合によっては一時的でもその症状を抑えてラクになる必要があることもあるかもしれません。

それが、どれだけあなたの人生において重要なことかはわかりませんが。

痛みや熱は、体が何らかの異常を知らせるための信号であり、それを無視するとさらに悪化する可能性があります。

とくに成人においては、薬に頼らずに自分の免疫力を信じて戦うことが、より強い免疫力を持つための鍵となります。

免疫機能や再生能力は、体が自然に治癒する過程で強化され、次回の感染や傷に対しても負けないように、さらに強くなります。

そういうふうに体はできているのです。

たとえば、整形外科にいくと簡単に痛み止めが処方されることが多いですが、痛みというのは体が「これ以上動かさないで」という信号を送っているのです。

痛み止めで痛みを感じなくすると、その信号を無視して動かしてしまい、さらに悪化する可能性があります。

薬を飲まず、痛みを感じながら痛くない方向に動かすことを覚える方が、治りが早く、また再発もしにくいということになります。

血流も保たれ、治癒の促進にもつながるかもしれません。

アスリートやスポーツ選手などの場合は、特定の状況では痛み止めを使ってでも頑張る必要があるかもしれません。

ですが、それほど切羽詰まった状況でないのであれば、痛み止めを使わず、痛みを感じながら適切に休養を取るほうがいいでしょう。

とはいえ、私自身、高校時代に痛み止めを飲みながら野球の試合に出ていた経験がありますので、あまりエラそうにはいえませんが、基本的にはオススメしません。

そのときは、副作用で胃腸がやられ、水を吸収しない体になり、熱中症で入院し、点滴を打ちながら試合に出ました（笑）。

副作用についてあまり考えていなかった素直な学生時代の話です。

アオハルってやつですね。

もちろん風邪の場合も同様です。

社会人になると仕事で重大なプレゼンが入っていたりして、高熱が出ていても、どうしても出社しなければならない日もあるでしょう。

そんな場合を除き、薬で熱を下げることは避けるべきです。

自分の免疫力を信じて戦う方が、より強い免疫力を持つことにつながり、後々風邪で欠勤しなくてすむ強さが身につきます。

擦り傷や切り傷の後、かさぶたが取れると、その部分の皮膚が分厚くなって再生されます。

これは、体が次のケガに備えて強化されるためです。

また、トレーニングで筋肉痛が起こるのは、筋繊維が切れて再生するときにこれまでよりも強く再生するための期間を教えてくれています。

筋肉痛があるときは、栄養をしっかりとり、血流を促す程度の運動をし、回復を促しましょう。

それと同じように、体の免疫機能も薬に頼らずに自然治癒力で治すことで、一層強化されるのです。


コロナ禍では、過度なアルコール消毒が免疫力を低下させる可能性があるという説もありました。

私もその点を危惧しています。

子どもというのは、成長の過程で親の手や様々なものに付いている細菌を舐めて口に入れることで免疫を獲得します。

けれど、コロナ禍の３～４年間に生まれた子どもたちは、そんな経験もないため、免疫力が落ちている可能性があるという研究者もいます。

実際、幼稚園や保育園に通う子どもたちが、重い風邪をひきやすい印象がある
という話もクライエントから聞いています。

私は、薬に頼りすぎず、人間の自然治癒力や免疫力を信じることの重要性を知っ
てほしいと思っています。

そのためにも、過度に解熱剤や痛み止めを使うこと、必要以上の手指消毒はオ
ススメいたしません。

「もともと体が硬い人」はいない

「私、体が元から硬いんですよ」

という人がとても多くて残念ですが、子どものころから体が硬い人はいません。

体を柔らかくすることは誰にでも可能であり、適切なストレッチや柔軟性をターゲットとした運動を行うことでその効果はさらに高まります。

赤ちゃんの状態で体が硬いのは異常であり、人間は成長過程でだんだん体が硬くなってしまいます。それに対する対応を何もしなければ、ですが。

多くの人は小学生のころから体が硬くなりがちですが、適切に運動し、体を動かしていれば、何歳であろうとも、高齢者であっても体が硬くなることは防げます。

私自身、小学校４、５年生ぐらいまで体が非常に硬く、クラスメイトから笑われるほどでした。

ですが、中学生くらいからストレッチに目覚めてひたすら続けた結果、体がどんどん柔らかくなりました。

今でも適切な運動とストレッチを続けているので、その柔らかさをキープできています。筋肉は自ら縮むことはできても、伸びることはできません。筋肉を使わなければ、自然と体は硬くなっていくのです。

体が柔らかいことのメリット、硬いことのデメリットについても書いておきましょう。

体が柔らかいと、転んだときや何かにぶつかった時の衝撃吸収能力が高まり、ケガのリスクが少なくなります。

また、ここでも血流の話ですが、体が柔らかいとそれに伴って、血管も伸び縮みするため、血管の柔らかさも保てます。

こちらが何よりも重要なメリットと考えています。

一方で、体が硬いと衝撃が大きくなり、ケガのリスクが増してしまいます。

血流の悪化の原因にももちろんなります。

体が柔らかすぎることのデメリットはあまりなく、一般的なストレッチを行っている限り、柔らかすぎる状態になることはほぼありません。

ただし、バレリーナのように異常な柔らかさを持っている方は注意が必要です。

柔らかすぎることで、関節へのストレスが増えてしまうからです。

あくまでバレリーナのような異常な柔らかさを持った方の話です。

では、どうすれば今からでも体を柔らかくできるでしょうか。

そのためには、ある程度の運動しかありません。

酢を飲んでも柔らかくはなりません。

一般的なストレッチでも続けていれば、それで十分柔らかくなるのですが、それさえもほとんどの人は行っていません。

自分の可動域をフルに使いながら意識的に関節の可動域を確認し、毎日少しずつでも体を動かし、硬くなっている筋肉を使うようにしてみてください。

それで何歳になっても体の柔軟性を保つことができます。

筋肉を使うことが何よりも重要で、一番の近道なのです。

ストレッチする際の注意点として、「これ以上は柔らかくならないとダメ」といった基準はとくにないことを覚えておいてください。

たとえば、前屈のストレッチで、

「膝を曲げないで前屈した際に、手のひらが床にペタッとつくようにならないといけない」

というように考える人も多くいます。

ですが、そのような基準にはあまり意味がありません。

それよりも重要なのは、自分のもっている可動域をフルに使えるかどうか。

たとえば、腕を上げたときは、二の腕が耳に付くまで上がるかどうか、前屈でお腹と太ももがくっつくかどうかなどではなく、現状どこまで自分は動くことができて、そのすべてを使って体を動かすことができているかどうか。

このように自分の可動域に集中しましょう。

ちなみに前屈の場合、腰を曲げずに行うことが一般的ですが、膝が曲がっても良いので、お腹と太ももを近づけるように前屈することで股関節・骨盤をターゲットにしたストレッチが可能となります。より効果的なストレッチです。

背骨の簡単なストレッチ方法としてやっていただきたいのは、体を横に倒して脇腹を伸ばす動きです。

脇腹を伸ばすことは、肩こりや腰痛の予防改善、深呼吸のしやすさにもつながります。

立った状態や座った状態でも良いので、これを毎日行うことをオススメします。

また、背骨を後ろに反らせる動きも重要で、その際は腰ではなく胸の部分で反らせるように意識してください。

これには、低めの背もたれのイスに寄りかかって後ろに反るか、丸めたバスタオルをイスの背中に当てて反らせるなどの方法があります。

丸めたバスタオルを床に置いて、その上に寝るのもいいでしょう。

タオルの位置は肩甲骨のすぐ下あたりです。

最近の特にデスクワーカーは、スマホやタブレットなどの影響もあり、背中、とくに胸椎で丸まっている人がとても多いです。

胸椎の伸展は、腰への負担を減らすことにもつながる非常に重要な動きです。

また、股関節のストレッチとして、相撲の「四股」のような動きや、座って足を開いて上体を前に倒す動きが効果的です。

足を前後に大きく開いて、後ろの膝を床につけて前に出ている膝を押し出すようなストレッチも良いでしょう。

股関節の前や内側の柔軟性をキープすることは、全身のコンディションを保つのにとても大きなウエイトを占めています。


世の中には、ストレッチサービスを専門にした店もあります。

受け身のサービスですので、何もしない

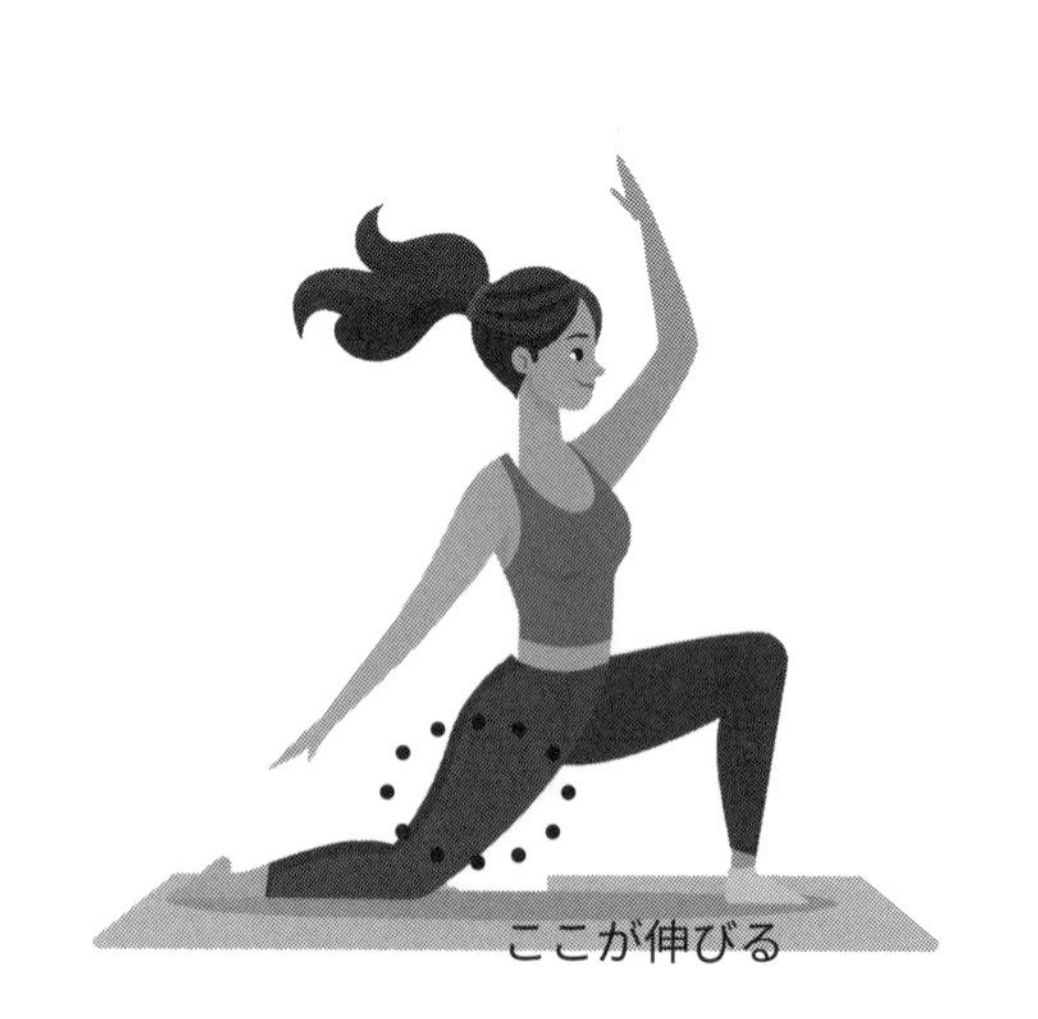

よりはよっぽどいいのですが、お店に行ってもその場だけの効果になりがち。

大切なのは、日常的に自分で体を動かしてストレッチを行うこと。

私は、「毎日何時から30分間はストレッチタイム」というようなまとまった時間を取らず、空いた時間に少しずつ体を動かすように意識しています。

立ち上がった時に必ず伸びをするなど、日常の中でこまめにストレッチを行ってクセをつけると、生活の中に無理なくストレッチを組み込むことができます。


毎日1回でも良いので、どの関節がどれだけ動くかを確認することから始めてみましょう。

まずは、現在の状態で最大の可動域をキープすることを心がけてください。

今はそれ以上広げることを考えなくても良いので、とくに股関節と背骨を柔らかくすることを意識して行ってみましょう。

どこまで動くか、それぞれをチェックしてみてください。

アスリート用商品に注意

健康商品を中心に、ＣＭにアスリートが出演しているグッズやサービスがあります。

「アスリートが使っていると、なんとなくいいものな気がする」と感じる人も多いかもしれません。

ですが、自分の体に本当に合うかどうかをちゃんと確認する必要があります。アスリートの使用している商品をそのまま一般の人が使うことが、必ずしも最適とは限りません。

アスリート用の商品はあくまでアスリートの体や生活スタイルに合わせて設計されているため、自分の体に本当に合うかどうかを確かめることが重要なのです。

アスリートの体は一般の人と比べて筋肉量が多く、また日々の疲労度も全然違います。

そんな彼ら向けの商品は当然、それらに対応するように作られています。

たとえば、有名野球選手がＣＭしている寝具が人気ですが、アスリートの筋肉は隆々としており、凹凸のある体にフィットするマットレスが適しているのです。

けれど、一般の人は脂肪が多く柔らかいため、同じベッドを使うと体に合わず、寝返りしにくい可能性も考えられます。

逆に負担がかかってしまい、快適に眠れないケースさえあるかもしれません。

また、ランニングシューズに関しても同様です。

マラソンランナー向けのシューズは、長距離を走るために設計されており、足にかかる衝撃を吸収し、膝や足首のストレスを軽減します。

ですが、日常的にウォーキングをする程度の人には、そんな高機能なランニングシューズではなく、柔らかめのソールを持つウォーキングシューズが適しています。

特に最近の主流となっている厚底のランニングシューズは、非常に強い反発力があり、慣れていない人が履くとスピードのコントロールができず、肉離れや転倒の原因にもなります。

ウォーキングに適したシューズは歩行中の快適さを重視しており、クッション性が高く、長時間歩いても足に負担がかからないように設計されています。

とはいえ、足の機能の面から考えると、裸足で歩くくらいのほうが、本来足部そのものが持っている足のクッション機能を維持することにつながります。

ビブラムというメーカーに代表される足の指が使えるシューズや、足袋のようなものでウォーキングをしていただくと、足の筋肉が発達して、よりケガしにくい足へとなっていきます。

何せ昔の人は、わらじや草履で未舗装の道を何十キロも歩いたり、走ったり、戦場へ出向いたりしていたのですから。

最近のシューズは非常に高性能で、足への負担を極端に軽減してくれます。

それが足の機能を退化させているかもしれないことに気づくべきです。


唯一、サプリメントについてのみ、アスリートが用いているものが積極的にオススメです。

アスリートが使用するサプリメントは、多少の調整は必要ですが、不要なものは摂りたくない、ドーピングなどが心配、コンディションを維持するために使う、など、彼らの高い運動量やトレーニング量に合わせて、コンディションの維持を目的として作られているからです。

アスリートは体に毒となるものは極力避けたいもの。

そんな彼らが選ぶサプリは効果的であることが多いのです。

ＣＭではなく、実際に彼らが飲んでいるものに限られますが。それでもけっして広告に踊らされることなく、自分で判断することが重要ということです。

アスリート用の商品や習慣をそのまま真似するのは危険な場合もあるため、みなさんは自分の体に合ったものを選ぶべきです。

そうやって自分の健康状態や生活スタイルにマッチしているものを選ぶことで、体に余計な負担をかけずに健康を維持することができます。

憧れのアスリートが使っているからといって、何でもかんでも健康にいいとは限りませんし、あなたに合っているとも限りません。

自分自身の体をよく理解し、それに合った商品を選んでください。

まずは自身で能動的に情報を集めて考えるようにしましょう。

それでも分からない場合は、身近な分かる人に相談しましょう。

膝の痛みの原因は足首にある

ある程度の年齢になると膝の痛みを抱える方も多くなりますが、その原因が膝そのものにあると考えるのは早計です。

もっというと、医者ですら年齢のせいにする方もいますが、けっして年齢で膝は痛くなりません。

実は、膝痛の原因は足首にある可能性が高いのです。

どういうことかというと、足首の硬さや足の骨の並びが膝に影響を及ぼすということです。

足首の向きが正常でないと、その上にあるすねや太ももの骨の向きは、積み木のようにバランスをとるために足首とは反対の方向に傾きだします。

でないと、真っすぐに立つことができません。
そのため膝に不自然な力が加わり、関節や靭帯に負担がかかることで、痛みが生じるのです。

膝というのは、一見するとすねと太ももの二つの骨が重なるだけのシンプルな構造の関節。

けれど、両者のねじれや傾きが半月板や靭帯にストレスを与え、クッション素材である半月板が損傷することで痛みに変わります。

半月板や膝の靭帯は、再生能力に乏しいため、一度痛めるとやっかいな問題です。

さらに、痛みを避けるために体が自然と反応し、他の部位に負担をかけることで症状がますます悪化してしまうケースもあります。

半月板はまっすぐ垂直に加わる刺激には強いのですが、ねじれやずれには弱い構造です。

半月板へのストレスを最小限にとどめるために、足首の向きを整えることや膝を過度に伸ばさないようにすることが重要となります。

膝へのストレスが軽減し、痛みを軽減することができるのです。

足首に原因がある場合、足首の形を適切に保つようにしない限り、いくら膝のほうを治療しようとしても膝の痛みは改善しません。

膝が痛いとき、多くの人は病院でサポーターを使用したり注射を受けたりしますが、それだけでは根本的な解決にはならないことが多いのです。

まずは足首をしっかりとチェックしてみてください。

自分の膝がねじれていないかどうか、見た目で確認する方法があります。

足を前に投げ出した状態で座ってみてください。

いわゆる長座ですね。

太ももの真ん中のラインと、膝のお皿からすねの骨の中心までのラインとの間に、角度があるかどうかを見ます。

正常であればまっすぐなはず。

ずれている場合はねじれている可能性があります。


また、膝のお皿の下にある出っ張りが外側に向いている場合も、膝がねじれているサインです。

とくに女性は内股になりやすく、膝が内側に入り、爪先が外側を向くことでねじれが生じやすい印象があります。

このねじれが膝の痛みの原因となり、その原因を作り出すのが足首の向きや形なのです。

また、歩行時に常にかかとから着地している人も、膝がねじれやすくなります。

ハイヒールは極端な例ですが、かかとというのは実は接地面が丸く不安定。そんなかかとでの着地を繰り返すことで、膝のねじれが生じてしまうのです。

これは、つま先からの着地を意識することで、安定した歩行が可能となり、ねじれを防ぐことができます。

たまにつま先で歩いてみましょう。

膝の痛みを抱えている方は、まずは足首の状態をチェックしてみることをオススメします。

足首の向きや硬さを改善することで、膝の痛みが軽減する可能性が十分にあります。

たくさん水を飲んで、体の中から保湿しよう

保湿というと、「洗顔後に保湿クリームを塗る」「冬は唇にリップクリームを頻繁に使う」というように、外側から何かを塗ることと考えがち。

ですが、外側からの保湿に頼りすぎると、体が「自分はもう十分潤っている」と感じてしまい、人間が本来持っている保湿能力が失われてしまうことがあります。

実は、体の外からではなく、中から保湿することが根本的には大切なのです。

では、体の中からの保湿とは具体的にどうすれば良いのでしょうか？

どうすれば保湿能力を取り戻せるでしょうか？

最も簡単な方法は、水分をたくさん摂ることです。

具体的には、1日に1・5～2リットルの水を飲むことが目安とされていますが、実際にはそれ以上飲んでも問題ありません。

飲めるのであれば、たくさん飲んでください。

そのくらいのつもりで、ということです。


「水を飲むと体がタプタプになるんです」

という人もいると思いますが、まずは一気にたくさん飲むのではなく、1日を通してこまめに飲み続けることが大切です。

このように伝えると、

「水を飲みすぎると顔がむくんでしまうのでは？」

と心配する人もいます。水を飲むだけで太るとか。

そもそもむくみとは、体内に余分な水分がたまり、体の一部が腫れているように見える状態。

なぜそうなるかといえば、普段から水を飲まないことで、少ない水分を体が必死になってため込もうとするために、むくみが生じてしまうのです。

また、単純に運動不足で流れが滞っていることもあります。

ですので、体に新しい水が常に入ってくる状態を作ることで、正しい循環が生まれ、一時的にはむくむかもしれませんが、次第に新しい水との入れ替えがスムーズになり、古い水分は老廃物とともにデトックスされ、それも自然と解消されるでしょう。

水をたくさん飲むとトイレに行く回数が増えるかもしれませんが、これも一時的なもの。

あまり水を飲まない方は、膀胱が硬くなってしまっていることがあります。

本来、伸縮性が高く、おしっこを貯めるべき膀胱も、使わなければ硬くなります。

水をしっかりとることで膀胱が使われ、伸縮性も改善されると頻尿も落ち着くでしょう。

さらに、水をたくさん飲む以外に、運動して汗をかくことも体内からの保湿につながります。

しかも保湿効果だけでなく、汗をかくことでしか排出できない老廃物もあるため、一石二鳥です。

人間は、汗をかくことで体表面の保湿を行っています。

最近、全然汗をかかない人が増えてきていますが、そういう人の多くは保湿能力も低くなってしまっているのです。

デトックス作用も機能していないことになります。

水をたくさん飲み、汗をたくさんかいて、体内の水分を入れ替える習慣を身につけましょう。

汗はサウナでかくだけでも、かかないよりはいいですが、サウナでかく汗と運動でかく汗はまったく別物。

両方の汗をかけるのが理想です。

マッサージは治療法ではない

肩こりがひどいときや腰が痛いとき、マッサージをしてもらったり接骨院に行ったりしたことはありませんか？

それらは、固まっている筋肉をほぐしてくれるので一時的に痛みは緩和するでしょう。

けれど、根本的な問題を解決することはできません。

その場限りの対処に過ぎず、繰り返し通うことになります。

もちろん、マッサージはその場のリラクゼーションや一時的な痛みの軽減には有効です。

通うことが悪いというわけではありません。

ただ、「これでは治らないんだ」ということは分かっていてほしいのです。

あくまで、ひどい頭痛がしたり、疲れていたり、眠れていない時や重要なイベントが続いて交感神経が優位になっていたりする時には非常に効果的。

ですが、マッサージだけでは、痛みの本質的な原因にアプローチできないため、また痛みが再発してしまいます。


肩こりの原因の多くは、悪い姿勢や体の使い方にあります。

特定の筋肉に過度な負担がかかり、その結果として肩の筋肉を緩めることができず、収縮した状態が続きます。

それが肩こりとなるのです。

腰痛も同様で、姿勢や体の使い方に原因があることが多く、それらを改善しない限り、痛みは繰り返されてしまうでしょう。

膝の痛みに関しても、関節のねじれやずれが原因となっていることが多く、これを正さなければ、痛みは再発し、悪化してしまいます。

マッサージだけでは、根本的な姿勢の改善や体の使い方の修正には至りません。

では、根本から痛みを治すためにはどうすればいいのでしょうか。

たとえば、腰が痛い場合、シンプルに「体を動かすこと」が非常に重要となってきます。

長距離の移動などで長時間、同じ姿勢を取り続けたことで、体が固まってしまうことが腰痛の原因となることが多い。

なので、同じ姿勢を取らざるを得ない場合でも、痛みを感じる前にゆっくり体を動かすことが効果的です。

とくに股関節周り、骨盤周囲を動かすと良いでしょう。

私たちは、意識しておかなければ、ずっと同じ姿勢になりがちです。

十分に気を付けてください。

肩こりの方は、肩甲骨、背骨を動かすことがポイントです。

肩甲骨は四方八方へ、背骨は横、ひねり、伸展方向への動きを促すことを心がけましょう。


少し話が変わりますが、ぎっくり腰で急に痛みが出た場合は、理学療法士など、適切な治療を行える専門家のところにいってみてください。

ぎっくり腰自体は急性のものですが、その原因は慢性の可能性があります。

重いものを持ち上げるなど、一瞬の動きがぎっくり腰のきっかけとなりますが、基本的には長期間の負担が蓄積されていることが原因ということ。

とくにふくらはぎやハムストリングス（太ももの裏）の筋肉が硬い人は、ぎっくり腰を引き起こしやすくなっています。

これらの部分を柔らかく保つことで、ぎっくり腰の予防につながります。

ぎっくり腰が癖になっている人は、自分でそれらの箇所をチェックし、硬くなっているると感じたらしっかりとほぐすことをオススメします。

それだけでもぎっくり腰を予防することができますよ。

いずれにしても、痛みが出たらマッサージに行くだけというのは、イタチごっこになってしまうことは覚えておいてください。

ストレートネックは病名ではない

ストレートネックは病名ではありません。

腰痛、四十肩、五十肩なども病名ではないのです。

これらの名称は、症状をわかりやすくするために使われているだけのこと。

まずストレートネックとは、レントゲンで首がまっすぐに見える状態を指していて、実際には病気でもなんでもありません。

姿勢が悪いとこれが生じやすいのですが、とくに下を向いたり、頭が前に出た状態で長時間過ごしていることが主な原因。

スマホを長時間いじっているような人はなりやすいですね。

手のしびれや肩こりの原因がストレートネックだと診断されることも多いですが、それは誤りであり、別の原因がある可能性のほうが高いのです。

にもかかわらず、ストレートネックを理由に症状を説明されることが多いのが現状といえます。


首の骨は本来S字カーブを描いており、これが姿勢の悪化により、真っすぐとなります。

これをストレートネックと呼んでいます。

少しイメージが難しいかもしれませんが通常、首の後ろが伸びることで神経の解放が期待できるはずですが、その状態で前を向こうとして頭が持ち上がると、首の後方へのストレスが一気に増加します。

ようするに、ストレートネック自体がしびれの原因になるわけではありません。

また、ストレートネックが肩こりにつながる可能性もありますが、それは姿勢に問題があるのであり、姿勢の適切な指導を受けることで改善可能です。

腰痛も同様で、腰に痛みがある際の総称として使われますが、実際には椎間板ヘルニアや脊柱管狭窄症、すべり症など、それぞれ具体的な病名があります。

また、内臓疾患や便秘が原因で腰痛が起こることもあれば、癌で腰痛になることもあります。

それぞれに対して異なる原因があります。

それなのに、痛み止めの飲み薬や貼り薬ですませていませんか？

その結果として、１０年後に大惨事になることもあります。

四十肩や五十肩も同じく、「肩が上がらない」「痛む」といった４０、５０代に起こりやすい症状の総称です。

四十肩や五十肩には肩関節周囲炎や腱板断裂、インピンジメント症候群などの具体的な病名が存在し、こちらももちろんそれぞれの原因に応じた治療が必要です。

四十肩、五十肩はなかなか治りづらいという方もいれば、すぐ治るという方もいますが、それぞれ治る期間は原因によっても大きく異なります。

放っておいても数週間で治る人もいれば、マッサージをしても半年、1年と治らない人もいるのはそういう理由です。

一口に腰痛や四十肩などと診断されても、実際は一人ひとり、原因も症状も病名も違っているのです。

大切なのは、病院に行ってストレートネックや腰痛、四十肩、五十肩と診断されても、それで終わりにせず、症状に対する理解を深め、原因を特定し、適切な治療を受けることがとても重要です。

多くの場合が、適切なリハビリを受けることで早期に症状の改善が見られるでしょう。

また、診てもらう医者、病院の選択も重要となります。

一つの基準は、簡単に薬を出さない医者を選ぶこと。

医者が治療内容をちゃんと説明してくれるかどうかも判断の基準としてください。

放射線のリスクもあるため、レントゲンを安易に撮る医者も注意が必要でしょう。

１０年後の自分のためにもよく考えて、慎重に判断してください。

汗をかけないのは大きな弊害

最近では汗をかけない人が増えており、これは男女問わず広がっている問題です。

運動をしても汗をほとんどかかない人が多く、これは体の機能に深刻な影響を与える可能性があります。

まず、汗は体の老廃物を排出する重要な役割を担っています。

汗をかくことで体内の不要な物質を排出し、体内のコンディションを保っています。

けれど、汗をかけない人はこれらの自然な排出プロセスが阻害され、体内に熱とともに老廃物もこもりやすくなります。

その結果、熱中症のリスクが増大し、とくに若者でも簡単に倒れてしまうことが多くなっています。

昨今の異常な暑さもそうですが、汗をかけなくなっている人が増えている点も、熱中症になる人が増えた原因の一つなのです。


では、なぜ汗をかけない人が増えたのでしょうか。

その主な原因は、エアコンや暖房の性能が向上しすぎた点にあります。

これによって、体が自らの力で体温を調整する機会が減り、汗をかく能力が低下しているのだと思います。

その結果、体温調節がうまくできず体内に熱がこもり、ときには命の危険にさらされることもあるのです。

汗をかけないことは、体にとって非常に大きなデメリット。

老廃物が体内に溜まり、免疫力も低下し、体調を崩しやすくなります。

汗をかくことができないというのは、単なる不便ではなく、健康に対する深刻なリスクであると認識すべきです。


また、最近のトレンドとして、サウナで汗を流すことが人気です。

たしかにサウナでも汗はかきますが、これだけでは不十分。

サウナでかく汗と運動でかく汗は質が異なり、運動によって汗をかくことも非常に重要なのです。

とくに運動によってかく汗のほうがデトックス効果が高く、体の老廃物をしっかりと排出できます。

なので、汗をかけない人はまず、運動を通じて汗をかく習慣を身につけましょう。

注意点としては、運動をしても水分を十分に取らないと、汗をかくことはできないということ。

ですので、目安として1日に2リットル程度は水分を摂取しましょう。

せめて出した分は補う、そんなつもりでいましょう。

水分をしっかりとりながら運動をすることで、汗をかきやすくなり、健康を保つことができます。

それ以外にも運動はストレス発散にもなり、体臭の予防にもつながります。

汗をかくことの重要性を再認識し、日常生活に運動と適切な水分補給を取り入れることで、体の機能を健全に保つことができます。

汗をかけないという自覚がある人は、危機感を持って積極的に取り組んでみてください。

汗によるデトックス効果は全体の約３０％といわれていて、便や尿によって５０％が排出されます。

３０％もの老廃物が体内に残ってしまう。

汗によるデトックスをするのとしないのとでは、大きな差が生まれるのがわかってもらえたらと思います。

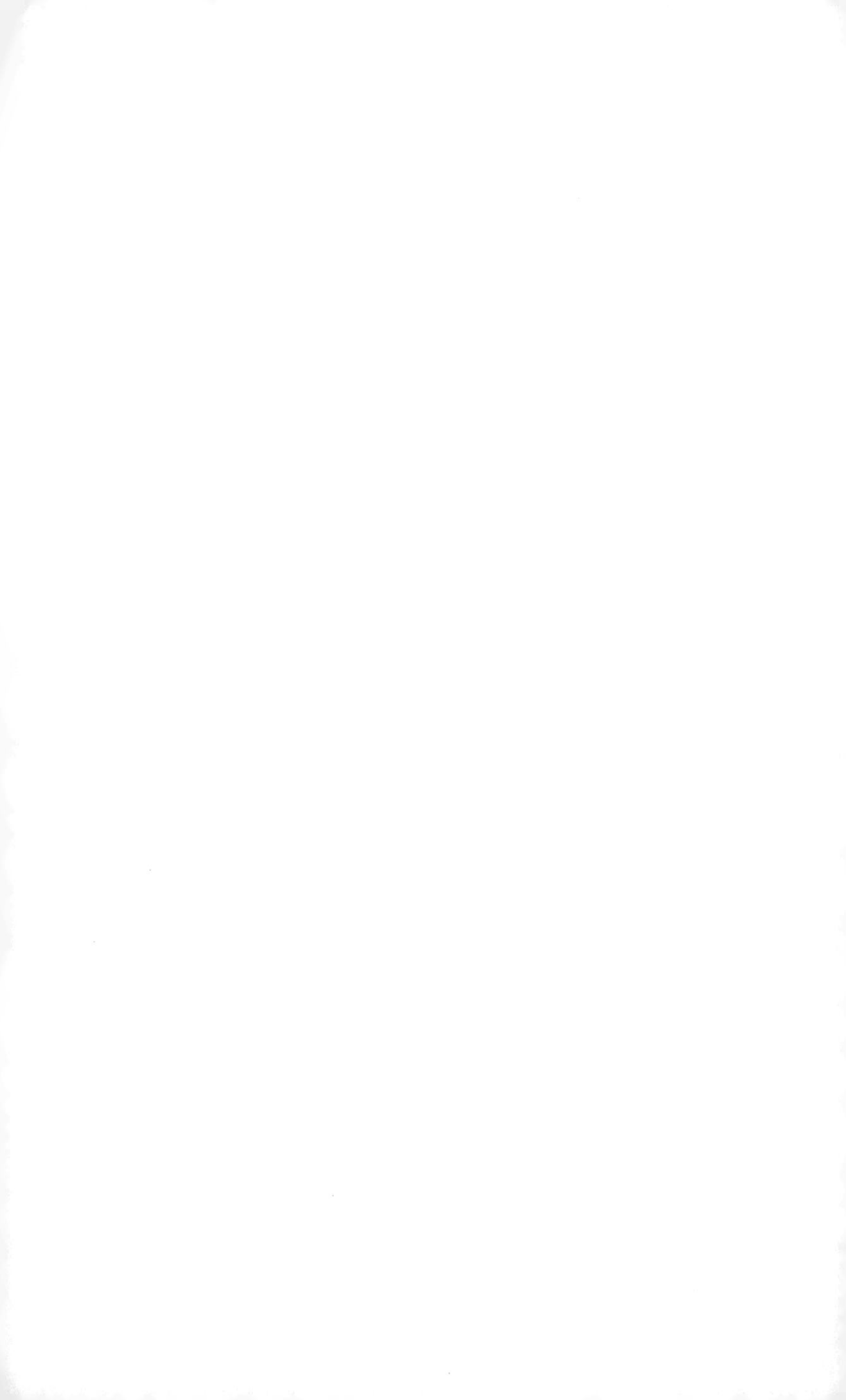

第4章　誤解していたらもっとマズイ思い込み

90歳でも筋肉はつく

昨今の医療技術の発展により、私たちの寿命は延びています。

けれど、それと同時に健康寿命と寿命の差が広がっているのもまた事実。

つまり、長生きだけれど寝たきりや、思うように動けない、活動できないという人が増えているということ。

できることなら、健康に楽しみながら長生きしたいですよね。

ベッドで寝たきりという状態を避け、健康で自立した生活を続けるためには、日常生活に適度な負荷をかけることが必要。

とくに運動は、筋肉を維持し、関節の負担を軽減させるためには必須といえます。

逆のように感じるかもしれませんが、負荷をかけることが体を守ることにつながるのです。

いくつになっても運動の習慣を持ち続けることが、健康寿命を延ばす唯一の方法だといえます。

「今さらね」「この歳じゃ」「もう遅い」ということはありません。

今から始めればいいのです。

たとえば、９０歳でも１００歳でも、筋肉は使えばきちんとつくことが証明されています。

少なくとも維持することは可能です。

５０歳から毎日スクワットを３０回続けていれば、８０歳になっても同じ運動ができるのです。大きなケガなどなければ。

また、現在の８０歳や９０歳の人々にとっては、昔は階段を上る、和式トイレを使う、段差を越える、浴槽をまたいでお風呂に入るなど、日常生活自体が運動の一部でした。

なので、生活をしていれば自然に体を動かす機会が多く、その名残で今も比較的元気な状態を維持できていると想像できます。


しかし、現代は便利なものが増え、以前に比べて日常生活の中で体を動かす機会が明らかに減少しています。

たとえば、２０代や３０代の若者でさえ、階段を避ける傾向が見られます。通勤時間帯の駅ではたいていエスカレーターに行列ができていて、階段を利用している人があまりいない光景を目にします。

階段を利用する人も下りのほうが圧倒的に多い。

下りは一見ラクですが、体重＋重力が負荷となるため、膝や腰に負担がかかります。

筋肉が落ちた状態では、関節に衝撃が直接伝わってケガのリスクとなります。

また、バリアフリー化が進むことで、いたるところから段差がなくなり、逆にちょっとした段差で転倒する人が増えているという現象も見られます。

これも、日常生活における運動の機会が減少したことが原因。

いつまでも健康に長く生きたいとお考えなら、日常生活の中でも意識的に運動を取り入れることをオススメします。

それが元気で自立した生活を続けるために不可欠。

日々の生活に階段の昇降、大股歩き、後ろ向きや横向き歩きなどの運動を組み込むことで、年齢に関係なく筋肉を維持し、健康な体を保つことができるのです。

年齢を言い訳にしない

年齢をつい言い訳にしてしまいますよね。

「後期高齢者」というような国が使っている言葉が、さらにそこに拍車を掛けているようにも感じます。

自分と同年齢で活発に動いている人を見て、

「あの人は特別だ」

という人がいます。

厳しいかもしれませんが、年齢は関係ありません。

その人は運動をやっているからできるのであって、自分は運動をやっていないからできないだけ。

その人からしたら、できて当然で何も特別ではないのです。

年齢が原因で何かができなくなるのではなく、体を動かさなかったことで筋力が落ちたり体が硬くなったりしたことが原因なのです。

少しでも運動を続けていれば必ずできるはずのことも、やらなくなるとできなくなってしまうのです。


たとえば、１０代や２０代の若者でも、１週間入院してベッドに寝たきりの生活を送ると、それまでできていたことができなくなってしまいます。

もちろん練習を繰り返すことで戻ります。

これは、宇宙飛行士が宇宙から帰ってきたときに自力で歩けないのと同じで、体は使わないとどんどん衰えていくのです。

以前できたことができなくなったのは、年齢のせいではなく、体を動かす習慣をなくしてしまっていることが原因。

私は自分の周囲の年配の方々に、「必ず1日2回、階段を往復してね」と伝えていますが、簡単な運動でも、日々続けることで体の衰えを防げるのです。

私たちは、高校までは体育の授業が週3回程度あったため、体を動かす習慣がついていました。

ですが社会人になってからは、体育のように強制的に運動をさせられることがなかなかありません。

そのまま数十年、運動をしないでいたら、どんどん体が動かなくなってしまうのは当然でしょう。

自分で意識して体を動かさなければ、体は衰えていく一方なのは当たり前のことです。

また、「年をとって、筋肉痛が遅れてくるようになった」というのもよく聞きます。

早い人では３０代でもこのようにいう人がいます。

しかし、これは実は証明されていないのです。

筋肉痛というのは、筋肉が回復するモードになっていると生じるのであって、年齢が高いから遅れてくるというのは、１００％正しい事象ではありません。

たとえば、トレーニングをしっかりした日に飲み会があったり、睡眠時間が短かったりすると、体が筋肉を修復するモードになりにくく、そのため筋肉痛が後から遅れて来るのです。

逆に、トレーニングした後にすぐ昼寝をすると、起きたときに既に筋肉痛を感じることがあります。

これは体が早く修復モードに入るから、筋肉痛も早く来るのです。

重要なのは体が修復するモードに早く切り替わるような生活習慣を作ること。

とくにトレーニングした日は、しっかり睡眠時間を確保し、さらに栄養摂取も重要です。

必要に応じてサプリなどで補うといいでしょう。

とくにタンパク質を取ることが筋肉の修復に役立ちますし、トレーニング後の食事で必要な栄養素をしっかり摂取しましょう。

また、トレーニング直後は免疫力が一時的に低下するため、しっかり寝ておかないと、意外なところで体調を崩すこともあるので、注意してください。


年齢なんて関係ありません。

大切なのは、年齢をいい訳にせず、行動し続けること。

何歳になっても健康で活発な状態になることはできるのですから。

かかとから着地は本当に正しい？

みなさんは歩くとき、かかとから着地するのが正しいというイメージがありませんか？

それが正しいか正しくないか、などと考えたこともないかもしれません。

しかし、その歩き方は正しいかもしれませんが、体にとっては優しくありません。つま先から着地する方が、体に優しいのです。

たしかに、パレードなどで行進する人を見ると、かかとから着地していますし、それが美しくも見えます。

私も小学校の運動会の行進の練習で「かかとから着地しましょう」と先生に教

えられた記憶がありますが、見た目はたしかにそのほうが美しいかもしれない。

けれども、体の使い方としては必ずしも正しいとはいえません。

試しにジャンプしてみるとわかりますが、着地の際には自然とつま先から着地しているはず。

これは、つま先が衝撃を吸収する役割を果たすためであり、そのことをみなさん本能的に知っています。

逆にジャンプしてかかとから着地すると、膝や腰に直接衝撃が伝わり、長期的には痛みや故障の原因になることが予想できます。

ズン！　と来るのがわかるでしょう。

ぜひみなさんもやってみてください。

ただし、あまり地面が硬いところでやると踵を骨折するかもしれないので、注意してください。

ハイヒールを履いている女性の場合、かかとに体重をかけると安定性を欠いて転びやすくなるだけでなく、外反母趾や爪の問題も起こりやすくなってしまいます。

四足歩行の動物のかかとにあたる部分が地面についていないように、人間も本来はつま先で歩く方が体にとって自然であり、かかとからつくのは不自然なのです。

実際、腰や膝に痛みを感じている人に対して、

「歩くとき、つま先から着地するように意識してみてください」

とアドバイスすると、それだけで痛みが軽減されることもあります。

また、歩き方に関していうと、靴選びも重要なポイント。

ソールが厚くクッション性も高いスニーカーが普及しているため、かかとから

着地する環境がより助長されているといえます。

靴が衝撃を吸収してくれますからね。

ですが、そのせいで足部が本来もっている機能が低下してしまうことも、理解しておいてほしいのです。


付け加えると、靴のサイズももっと気をつかってほしい。

多くの人が自分の足のサイズとほぼ同じサイズの靴を履いていますが、これも体に悪影響を及ぼしています。

たとえば、自分の足が２６センチの場合、２６・５センチくらいの靴を選びがちですが、実際にはもっと大きな靴を選ぶ方がリスクが減ります。

靴を履いていると、どうしても足がむくみます。

そのときに靴が窮屈になり、指が曲がるなどして足趾に負担がかかることを防ぐためです。

巻き爪などの原因にもなります。

私は足の大きさは26・5がジャストですが、実際に履いているのは28・5センチくらいが多いです。

幅が広い足なので、このくらいがちょうどよくなります。

とくに男性の場合、革靴は小さめを選び、革を伸ばすまで靴擦れができても我慢する方もいますが、これも健康的にはあまり良くありません。

革靴に限らず、ランニングシューズでも、靴の中で足が動く状態が理想であり、かかとを合わせてひもなどで入口だけしっかり締めれば、そう簡単には脱げません。

5本指にわかれた靴下を選ぶのもオススメです。

巻き爪や外反母趾で困っている人も、大きめの靴を選ぶことで楽になる場合も多くあります。

まずは紐をゆるめる

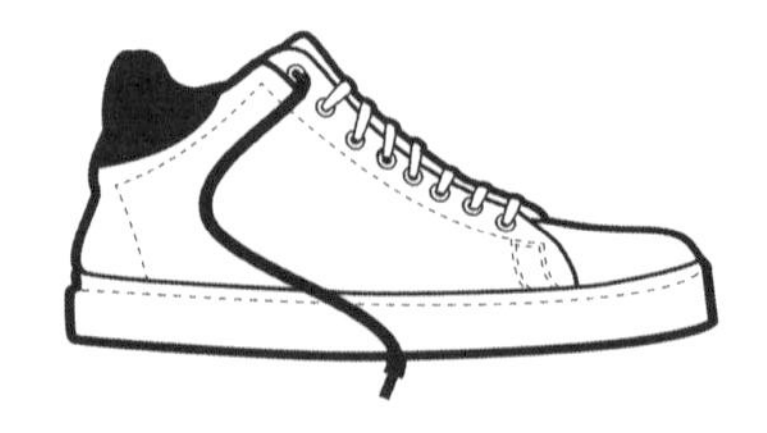

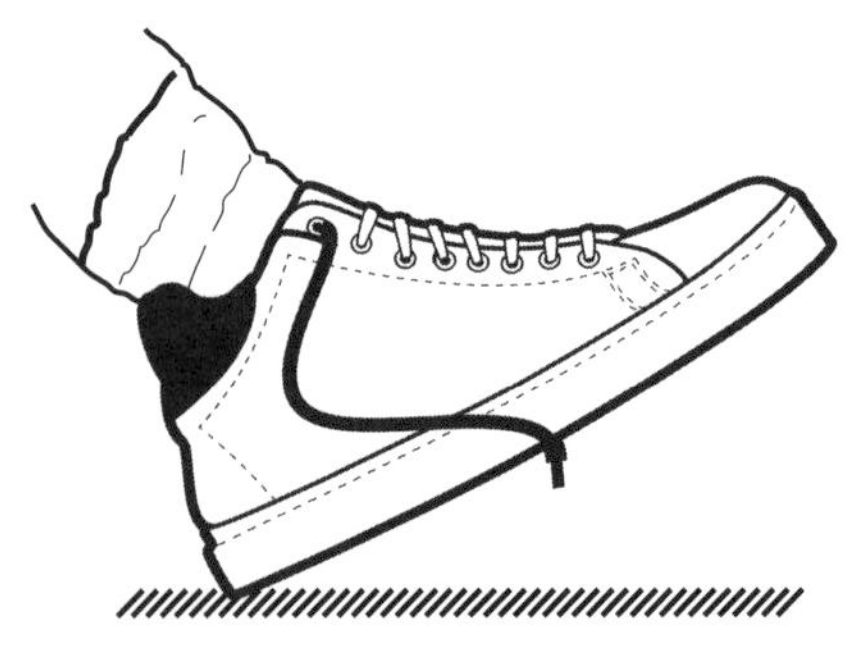

かかとを打ち付けるようにトントンして靴とかかとの隙間をなくす

その状態でしっかりとひもを縛る。そうすることで靴の中の足がズレることなく足の指も解放される

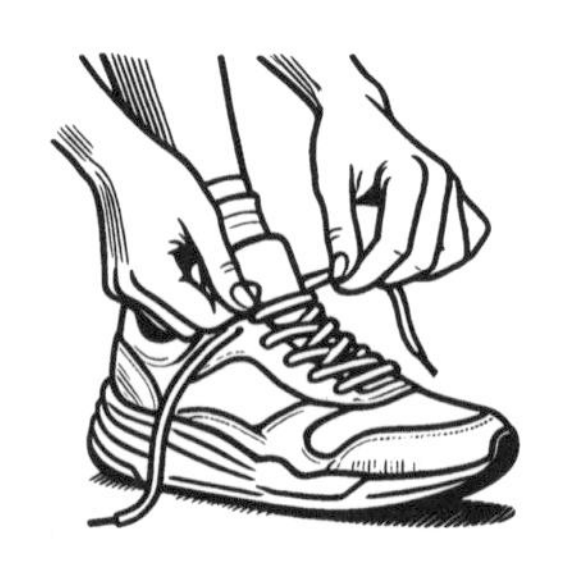

歩き方、靴の選び方について、みなさんが思い込んでしまいがちな誤解について解説をしました。

靴屋さんもわかっていないことも多いので、注意が必要です。

かかとから着地を強調しないこと、ソールの厚すぎる靴や窮屈な靴を避けることで、あなたの健康状態は思わぬ方向に改善するかもしれません。

疲れる姿勢がいい姿勢

人間は、意識しなければ楽なほうへ楽なほうへと自然と流れていってしまうもの。

それは姿勢に関しても同じで、できる限り楽な姿勢をとろうとするのは仕方のないこと。

ですが、コンディションを保つためには、少し疲れる姿勢を意識することが重要といえます。

楽な姿勢は短期的には快適ですが、長期的には関節や靭帯に負担がかかってしまい、痛みや不調の原因とあります。

そもそも、楽な姿勢というのは、筋肉を使わずに関節に負担をかける姿勢。筋肉を使わないので、エネルギーの必要がありません。エネルギーを使わないので、疲れない姿勢です。そのため、靭帯や軟骨に頼りきりになります。

靭帯が伸びてしまったり、ヘルニアが起きてしまったり。靭帯や軟骨は再生能力が低いため、一度傷つくと回復が難しいのです。

一方の筋肉は、痛めてもより強く再生されます。筋肉を使う姿勢をとることで、関節の安定化も図ることができ、軟骨や靭帯へのストレスを軽減できます。

たとえば、足を前に投げ出し、長坐で座っているときに、体の後ろに手をつきます。

肘を伸ばしきって体の重みを支えると関節に負担がかかり、いずれ靭帯が伸び切って肘関節に違和感や痛みを感じます。

ですが、肘を少し曲げて筋肉で支えると、筋肉には負担がかかり疲れますが、関節への負担は少ないことを実感できます。

翌日には筋肉痛になるかもしれませんが、それも含めて長期的には体に良いのです。
2、3日で完治する筋肉の痛みか、何年たっても完治しない靭帯や関節の痛みか。どちらを選択するべきかは明瞭です。

また、現代人は長時間のデスクワークが増えており、座っている時間が非常に長くなっています。

立っているより座っているほうが疲れませんし、楽なのは間違いありません。ですが、長時間同じ姿勢で座りすぎると、腰や首に大きな負担がかかり、坐骨神経痛や腰痛、手のしびれなどの原因となってしまうでしょう。

腰への負担を減らすためにも、長時間同じ姿勢で座り続けることを避け、こまめに立ち上がったり、歩くことを心がけましょう。

以前サポートに入らせていただいた企業では、スタンディングデスクや、立って行う短時間の会議、始業時の簡単な体操なども取り入れていますが、このように健康のための工夫をしてください。


さらに、健康になるために通っているジムでも、長時間同じ姿勢になってしまうケースがあります。

エアロバイクです。

あれは長時間、前傾姿勢になっているため、楽に運動できていいと思われがちですが、首や腰にストレスがかかりやすい器具の1つです。

ですので、エアロバイクに乗るときも姿勢を意識したり、一度にあまり長時間は乗らないなど、なるべく首に負担がかからないようにすること、腕を回したり、体をひねる動作を入れることが大切です。

楽な姿勢を長時間保つことは、関節や靭帯に大きな負担をかけ、長期的には悪影響となります。

健康を維持するためには、少し疲れるぐらいの姿勢を意識し、筋肉を使って支える姿勢を保つこと。

日常生活や職場での姿勢にも気をつけ、コンディションを保ちましょう。

腕立て伏せができないとヤバい理由

みなさんは腕立て伏せができますか？

もしも1回もできないという人は、危険なレベルで筋力がない状態だということを知ってください。

もっと化学的な理由ももちろんありますが、身近な理由として、転んだときに腕立て伏せができる筋力がないと、瞬発的に手を出しても体重を支え切れず、顔から落ちてしまう危険性があるからです。

顔から落ちると、どうなるか？

頭に大きな障害を負うリスクが高くなります。

後遺症が残ったり、命の危険もあるかもしれません。

そうならないためにも手で体を支える筋力をつけることが重要なのです。

手で体を支えるという行動は、ほかにもさまざまな効果があります。

なぜ赤ちゃんが「ハイハイ」をするのか。

あの姿勢で体を支えることで、立つための準備となります。

肩甲骨周囲、体幹の筋力をつけるためにも、腕立て伏せの姿勢は役立ちます。


転ぶことは誰にでも可能性のあること。

なので、きちんと手を出して体を支えられる筋力が最低限必要だと思いませんか？

９０代まで現役医師だった聖路加国際病院名誉院長の日野原重明先生は、ソファーやベッドに向かって転ぶ練習をされていました。

そうやって転んだときに頭を守るための訓練をしていたのです。

先生の転ぶ練習は、動画でも見られるので見ていただきたいのですが、でんぐり返しの勢いでソファーに転んでいて、激しく体を使う練習でもありました。

手で支えるだけでなく、体を柔らかく使うこともまた重要なことがわかります。


もちろん、手をついて手の骨が折れてしまう場合もあります。

骨の弱い方はとくに。

ただ、手の骨折は治療可能ですが、頭を打ってしまうと脳出血や脳挫傷による麻痺、言語障害などのリスクが伴います。

そのほうがはるかに大ごととなり、後遺症も残りやすい。


また、頭からではなく後ろから、つまりお尻から転んだ場合、頭は守られますが、骨が弱い人は圧迫骨折でそのまま寝たきりにというのもよく聞かれます。

背骨の骨折も、寝たきりや下半身の麻痺のリスクがあり、歩けなくなる可能性もあります。

そういう事態を避けるためにも、腕立て伏せなどで腕の筋力トレーニングを行い、転んだときのリスクを回避しておくことをオススメしています。

高齢者が入院してしばらくベッドで生活をすることになると、そのまま歩けなくなってしまい、認知症が進行するケースも少なくありません。

1週間寝たきりになると筋力が20％低下するという研究もあり、これは若い人でも同様です。

骨を強くするためには刺激が必要であり、重力に耐える必要があります。寝たきりでは筋肉だけでなく、骨が弱くなることも覚えておきましょう。

「腕立て伏せなんてまったくできない！　どうすればいいでしょうか？」

という人もいると思います。

腕立て伏せができない人は、まず四つん這いになり、自分の体重を手で支える練習から始めると良いでしょう。

これを毎日続けることで、徐々に肩回りの筋力がつき、少しずつ腕立て伏せもできるようになります。


また、この練習をすると筋力がつくだけでなく、平衡感覚や三半規管の維持にも効果的で、転びにくくなります。

手で体を支える動きは、もともと先ほどお話ししたように四足歩行の動物から進化した人間にとって大切な動き。

少しずつでも取り入れてみてください。

腕立て伏せを通じて腕の筋力を鍛え、正しい体の使い方を覚えることは、転倒時の大きなケガを防ぐために非常に重要です。

とくに高齢者にとっては、筋力維持が認知症の予防にもつながり、健康寿命を延ばすための重要な要素となります。

筋力トレーニングだけでなく、正しい体の使い方や受け身の練習もケガの予防に役立ちます。

日常生活での転倒や事故に備えて、腕立て伏せを通じて腕の筋力を鍛えることをオススメします。

運動神経が鈍い人はほとんどいない

みなさんは、「私は運動神経が鈍い」と感じたことはありますか？

「ある」という人に向けてここで断言しますが、それは単なる思い込みです。

残念ながら、ほとんどの方は運動神経が鈍くないと僕は感じています。

実際には、適切な指導を受けることで、ほとんどの人がある程度までは運動を上手にできるようになります。

もちろん「センス」というのはあります。

できるまでにかかる時間は、そのセンスに左右されるでしょう。

ではなぜ、多くの人が自分を運動神経が鈍いと思い込んでしまったのでしょうか。

それは、これまで正しく体の使い方を教わっていないから。

正しく体を使えていないから運動ができず、避けてしまったことによります。

運動経験が少ないこと、それに適切な指導を受ける機会がなかったことによって、自分の体の使い方を正しく学べていない場合がかなりあります。


たとえば、運動が苦手な両親からしか運動の指導を受けなかった子どもは、自分も運動が苦手だと思い込むことが多いという印象があります。

しかし、これは遺伝的なものではなく、単に指導を受けてこなかっただけ。

ボールの投げ方をきちんと教わっていないのに、いきなりキャッチボールやドッジボールをすることが難しいのは当たり前。

それなのに、体育の授業でドッジボールをやることになり、全然うまく投げられず、

「私は運動ができないんだ」
と思ってしまい、それが何十年も後を引いている人がたくさんいます。
体育の先生は、体の使い方を教えてくれるわけではないのですからね。
両親が運動嫌いでも、突然アスリート級の子どもが生まれることもありますよね。
決して突然変異などではありません。
良い指導者、真似する相手がいたなどが理由と説明できます。

きちんと指導を受けることで、運動が苦手だと感じていた人が劇的に変わることは少なくありません。
たとえば、私のクライエントさんでも、最初は腕立て伏せやジャンプさえうまくできなかった人が、トレーニングを続けるうちに、普通に走れるようになり、少しずつ高度なトレーニングもできるようになるなど、といった例は頻繁に見受けられます。

分かりやすい例でいうと、みなさんきっと最初は箸を満足に使えなかったはず。それでも、毎日使い続けることで、毎日使い方を教えてもらうことで、今では不自由なく使いこなせているでしょう。

運動も同じように練習次第で上達するのです。

理学療法士が行う「利き手変換」も同じ理屈です。

利き手をケガしてしまった、欠損してしまった、麻痺になってしまったときなどに行うリハビリです。

最初はぎこちなくても、非利き手で文字を書く、箸を使うなどはできるようになります。

運動神経が鈍いと思い込んでいる人も、指導を受けて練習を続けることで自信を持って取り組めるようになり、実際には運動神経が鈍くないことに気づけるのです。

ちなみに、運動ができるようになると、登山やランニングを始めだす人も案外少なくありません。

体の動かし方を知らなかっただけで、知ったら運動が楽しくなってくるものです。

みなさんもきっと、近い将来、運動の楽しさに気づくはずです。

そのためにも体の動かし方を教えてもらいましょう。

ランニングは20分以上しないと意味がない？

「ランニングは２０分以上しないと意味がないんでしょ。そんなに長く走れませんよ」

以前、年配の方にいわれたことがありますし、この説が世の中で広く信じられていることも知っています。ハッキリいって、これは誤解です。

たしかに、２０分ほど走ると脂肪が燃焼し始めるといわれていますし、長時間走った方が体の変化は大きい。

けれど、何も運動をしていない人にいきなり２０分以上走ることを要求するのは無理がありますし、ストレスです。

２０分走って体の中で良い反応が起きても、続けられなければ、その１回は体にとって意味がなかったことになります。

ランニングを始める際、まずは自分の現在の走力を確かめることから始めましょう。

数分でかまわないので、今の自分に適した時間を見つけてください。

２０分という時間は統計的に示されたものであり、１９分が駄目で２０分が良いというわけではありません。２０分という数字にこだわる必要はないのです。

それよりも大切なのは、気持ちよく続けられる範囲でランニングを行うこと。

とくにアスリートでない一般の人がいきなり２０分走るのはハードルが高く、運動を続けられない原因となります。

最初から高い目標を設定すると「そんなの無理、絶対続きません」と挫折してしまうことが多いのです。

ですから、まずはできるだけハードルを下げて、できるところから始めましょう。

たとえば、最初は5分しか走れなかった人が、週に3回5分走るところからスタートするとします。

1ヶ月も続けると、自然に15分や20分走れるようになります。

この積み重ねが最終的にはフルマラソンの完走へとつながるのです。

まずは、続けることが最も重要だということを覚えておいてください。

「三日坊主」という言葉がありますが、最初の3回くらいは誰もが頑張ってやるもの。

ですが、その後続けられる人は本当に少ない。

だからこそ、最初は本当に数分でいいので、まずはやってみましょう。

3分でも1分でもかまいません。

「それじゃ意味ないでしょ」というかたは、もう一度この本の読み直しが必要ですね。

「もう少し行けそうだな」というところでやめるのです。

腹八分目というやつです。それを続けていくことが大切です。

ランニングを続けるための最初のステップは、無理をしないこと。

自分のペースで、無理のない範囲で始めることがうまくやる鍵です。

やり始めると、徐々に体も慣れてきて、自然に走れる時間が延びていきます。

無理をせず自分のペースで継続することが、ランニングの効果を最大限に引き出す方法です。

楽しみながら、健康的な習慣を身につけていきましょう。

足はまっすぐがいい？

とくに女性は、X脚やO脚であることをコンプレックスに思う方が多いようです。ですが、人間は元々X脚であり、必要以上にそれを直そうとする必要はありません。

モデルさんなどの影響を受けて、無理をして膝をくっつけようとするのも過剰なX脚となります。

膝や股関節を悪くして、コンディションそのものを悪化させることになってしまいます。

多くの女性が「もっとまっすぐにしなきゃ」と感じるかもしれませんが、基本的には無理に矯正をする必要はありません。

X脚やO脚の原因として、骨盤の歪みや両足の長さの違いが指摘されることもあります。

けれど、骨盤は基本的に歪みません。傾くだけです。

とくに男性は骨盤が動かないため、歪むことはほとんどありません。

唯一大きく動くのは女性の出産時であり、それ以外の時期にはほとんど動かないのです。

なので、骨盤の歪みを指摘されても、とくに気にする必要はありません。

そのほとんどがただ傾いているだけなのです。

普段の姿勢が原因となり、一方の腹筋が硬くなっているだけのことが非常に多いのです。

ほかにはおしりの筋力の低下もあります。

体重を支える筋力が落ちてしまい、骨盤を傾けることでしか支えられないと、骨盤の歪みとして指摘されるのです。

また、両足の長さが違うことについても、人の足の長さは左右で完全に同じになることはなく、多少の左右差は正常です。

足の左右差については、3センチまでは問題ないとされていますが、実際にそんなに差がある人はほとんどいません。

それに、骨盤が傾いていることや、筋肉の緊張で足の見た目の長さに左右差が生じることはありますが、それがX脚やO脚の直接原因とは限りません。

X脚を直したくて接骨院などに行き、そこで骨盤の歪みや足の長さに左右差が発覚すると、「週に3回来てください」などといわれることがあります。

けれど、基本的にはそれほど頻繁に通う必要はありません。

普通の範囲内であれば、そのままでも健康に大きな影響はないからです。

X脚が顕著な場合は矯正の必要もありますが、それはかなり例外的なケース。

それよりも、筋肉を鍛えることで体のバランスを保つことのほうが、X脚O脚予防として効果があるといえます。

また、足首を柔軟にすることも重要です。

足首はとくに重要であり、これが正しく機能していないと、X脚になるだけでなく、膝の痛みや上半身にも影響が出てしまうのです。

足首の硬さが原因で肩が上がらないということもあります。

繰り返しますが、X脚やO脚自体が健康に大きな影響を与えるわけではありません。

ですが、予防をするために運動をしたり、足首を柔らかく保つことは健康にプラスの影響を与えます。

体重を減らすことと体を絞ることは違う

多くの方が一度は取り組んだことのあるダイエット。

きっとみなさんも経験あるのではないでしょうか？

私のクライエントにも「痩せたい」という目的の方はとても多くいらっしゃいます。

そういった方のほとんどは最初、「痩せる＝体重を落とす」と考えています。

そして、「何キロくらい落とせますか？」「〇キロ減らせば、痩せられますかね？」などと聞いてきます。

ですが、よくよく話を聞いてみると、体重を減らすことではなく、「体を絞りたい」「健康でいたい」「かっこいい体でいたい」「今は着られないこの服を着たい」といった目的を持っている方が非常に多い。

つまり、体重を落とすことがゴールではなく、見た目で絞れた体を手に入れることがゴールということ。


体重を減らすことと体を絞ることでは、それぞれ異なるアプローチが必要となります。

体重だけを減らすのは短期的には簡単ですが、健康的で引き締まった体を手に入れるためには、ある程度の時間と努力を費やさなければなりません。

この違いを理解し、正しい方法で目標を達成することが重要なのです。


たとえば、ただただ体重を落としたいのであれば、答えは簡単。

3日間、食事を摂らなければいいのです。

簡単に2～3キロは落ちるでしょう。

もともと大食いの方であれば、5キロくらい落ちるかもしれません。

強い意志さえあれば、体重を落とすくらい割と容易なのです。


ですが、この方法で痩せると筋力も落ち、皮膚はたるんで肌のハリも失われ、さらに瞼はくぼみ、不健康で老けた印象を与えてしまいます。

さらに、急激な体重減少はリバウンドのリスクも高く、その状態をキープし続けることは難しいでしょう。

これでは健康的で引き締まった体を手に入れることはできません。


一方、体を絞ることを目的とした場合、多少時間がかかってしまいます。

なぜなら、体を絞るには筋肉がある程度必要であり、どんなに筋トレを頑張っても筋肉がつくのは明日や明後日ではないからです。

しかも筋肉というのは、体の組織の中では比較的比重が重たい組織。

そのため、体重の推移も遅く時間がかかり、場合によっては体重が増えてしまうこともあります。

多くの人がこの段階で「体重が増えたんですけど！」と焦りますが、これは筋肉が増えた証拠であり、健康的な体を作るためには避けて通れないプロセス。

当たり前の結果なのです。


ですが、ここで諦めてしまってはすべて水の泡。

そのため、トレーナーとしてはクライエントが「体重」を気にしすぎないよう、しばらく体重計に乗らないよう指示することもあります。

重要なのは、見た目や健康状態の改善という本来の目的を見失わないことであり、そう導くのもトレーナーの大事な役割。

まずは、体重を落とせばすべてＯＫではない、ということをご理解いただければと思います。

「それは分かったけど、どんな筋肉をつければいいの？」

と思った方は、次の「代謝」についてを読んでください。

高めるべきは基礎代謝

情報があふれている現代。

「代謝」という言葉を聞いたり、口にしたりしたことがない人はいないでしょう。たとえば、「代謝が悪いから汗をかかない」「代謝を上げて免疫力をアップ」といった具合に。

では、「代謝」とはいったいどのようなことでしょうか。

「代謝」にはどんな役割があるのでしょうか。

辞書で「代謝」を調べると、以下のように説明されています。

【生物の生存と機能に不可欠な一連の化学反応である。代謝の主な機能は大きく3つあり、食物を細胞プロセスを実行するためのエネルギーに変換すること、食物をタンパク質、脂質、核酸および一部の炭水化物の合成に必要な構成成分に変換すること、そして代謝廃棄物を排出することである】

つまり簡単にいうと、代謝の役割とは、

・食べたものをエネルギーに変える
・体内で使える形にする
・その結果、残ったカスを排出する

ということ。

そして、これらを表すエネルギーの数値として「カロリー」があります。

代謝に関わるカロリーとしては「消費カロリー」と「摂取カロリー」とに分けられます。

摂取カロリーより消費カロリーが多ければ、貯蔵されているエネルギー源（脂肪や筋肉）が使われるため、見た目上、脂肪が減っていきます。

また、多くの人が知っている通り、消費カロリーは「基礎代謝」と「活動代謝」に分かれ、その合計が全体の消費カロリーになります。

「基礎代謝」は、生命活動を維持するために最低限必要なカロリーのこと。

つまり、何も活動をしていなくても消費されるカロリーのことです。

「活動代謝」は、運動やその他の活動で消費するカロリーのこと。

一般的に、消費カロリーの７０％が基礎代謝で、３０％が活動代謝といわれています。

これは、いくら脂肪を減らすために頑張って運動しても、全体の消費カロリーのうち、３０％のための運動ということになります。

こういったことから考えられるのは、消費カロリーを増やしたいなら、７０％にあたる基礎代謝を上げた方が効率が良いということです。

もしかしたら、

「筋肉をつければ基礎代謝が上がるって聞いたけど、じゃあ結局筋トレするしかないということ？」

と考えた人も多いでしょう。

たしかに、最近は体組成計を用いれば基礎代謝を簡単に測ることができるようになり、筋肉をつけると体組成計での基礎代謝の数値は上がりやすくなることがわかっています。

ですが、先述したように、基礎代謝は生命維持活動のためのカロリー消費です。

たとえば、呼吸もその一つ。

体組成計で基礎代謝が１５００と出た場合、

「何もしなくても摂取カロリーを１４５０に抑えれば太らない」

と単純に考えたくなりますが、実際はそううまくいきません。

普段の姿勢が悪い、運動不足で胸郭が硬いなどのせいで呼吸が浅くなっていると、計算された基礎代謝１５００を実際には消費していない可能性があるのです。

今の体組成計では、そこまで正確には読み取れません。

重要なのは、基礎代謝に関わる筋肉を満遍なく使える状態にすること。

これができれば基礎代謝も上がり、脂肪の燃焼効率も上がるのです。

そして、基礎代謝に関わる筋肉は、主にインナーマッスル（関節を安定させるための筋肉）と呼ばれている筋肉になります。

これを鍛えるトレーニングをすることで、基礎代謝の効率が良くなり、消費カロリーも増やせるのです。

インナーマッスルは２４時間働いてくれる筋肉。

より多くのインナーマッスルが働きやすい体にすることで、消費カロリーの増大が見込めます。

そのためには、胸部を中心とした体幹部の柔軟性を高めることが、まず求められます。

背骨を動かすストレッチなどがここでも重要となるのです。

遺伝子検査は信じられる？

みなさんは遺伝子検査を受けたことがありますか？

遺伝子検査とは、唾液などのサンプルを採取して検査機関に送るだけで、遺伝的な体質の傾向を知ることができる検査です。

近年では、美容やダイエットの目的でクリニックやジムでも簡単に受けられるようになっています。

多くの遺伝子検査では、肥満や脂肪に関する遺伝子をもとに数種類の型に分類し、「あなたは〇〇型です！」と判定します。

しかし、たった数種類に分類することは正確な判断とはいえません。

私が顧問として関わらせていただいている株式会社オネストウェイさんと共に遺伝子検査を導入し、実際に数十名の方の遺伝子検査を行ってみました。

その結果分かったことがあります。

とてもじゃないですが、たった3、4種類になんて分類できません。

遺伝子情報は非常に多岐にわたり、代謝、ストレス、筋肉や靭帯の強度、骨、ホルモンなどの情報が含まれています。

これでもごく一部です。

これらの情報をもとに、無理やり体型に関わる要素だけを引き抜いても、そこからは薄い傾向や矛盾した結果しか見えてこないのが現実です。

そうではなく、遺伝子情報を総合的に見ることではじめて、その人の遺伝的な性質が明らかになります。

それを読み取り、解説する必要があります。

また、実際の成人における体質には、遺伝子だけでなく、個人の「環境」というのも大きな影響を与えるのです。

たとえば、「遺伝子的には脂肪がつきにくい」という結果が出ていても、食べ過ぎや運動不足であれば太るのは避けられません。

「遺伝子的にこうだから」といっても、なんでもしていい、ということではないですし、１つの遺伝子情報だけで「これはやめたほうがいい」というのもナンセンスです。

「こういうやり方のほうがよさそうだ」とポジティブに扱うことで、より効果的に遺伝子情報を扱うことができます。

株式会社オネストウェイでは、遺伝子検査の結果を医師、理学療法士、管理栄養士がそれぞれの視点から評価し、その人の環境も考慮して総合的なレポートを作成しています。

お渡しまでに多少時間はかかるものの、ケガのリスクを低減するための運動指導にも役立っています。

興味のある方は、株式会社オネストウェイが運営するパーソナルジムMedic's Gym HPより問い合わせください。https://www.medicsgym.com/

遺伝子検査は体質の傾向を知るためには有用なツールですが、その結果に基づいて極端な行動をとるのは避けるべきです。

遺伝子情報はあくまで一部の要素に過ぎず、総合的な評価とバランスの取れた生活が重要です。

トレーナーは痩せさせるだけの存在ではない

最近の日本では「パーソナルトレーナー」と聞くと、多くの人が「痩せさせる人」というイメージを持っています。

これは、ライザップさんのようなパーソナルジムの影響が大きいでしょう。

ですが、実際にはトレーナーの役割はもっと広範囲にわたるもの。

私たちは、単に体重を減らすことだけを目的として活動しているわけではありません。

トレーナーの本来の役割は、体の使い方を教え、パフォーマンスの向上や生活習慣の改善をサポートすること。

そのための知識と経験は、多岐にわたっています。

たとえば、痩せたい人だけでなく、体重を増やしたい人や筋肉を落としたい人にも対応できるのです。


もちろん、肩こりや腰痛の改善、運動パフォーマンスの向上など、体をアップデートするための様々な目的でもトレーナーを利用できます。

たとえば、長時間座っていることで腰痛に悩む人に対して、適切な運動や姿勢の改善方法を教えることもできます。


また、少し変わった相談としては、声優や歌手など、声を出す仕事をしている人が、より良い声を出せる体にしたいというものに対しても、しっかりとアドバイスができるはずです。

声を出すための筋肉の上手な使い方や喉の開き方というのがあり、トレーナーはその指導もできるべきです。

それに、ボイストレーナーなど他の専門家と連携することで、より効果的な方法が導き出せるでしょう。

私たちトレーナーは、体のあらゆる問題に対して専門家と連携して相乗効果を生み出す役割を果たせるのです。

ほかにも、スポーツの成績を上げる、疲れにくい体にする、階段を楽に上がれるようにするなど、日常生活の中での具体的な目標にもアドバイスができます。ダンサーや表現者の体の動きをより効果的に使うための方法も知っています。

こういったみなさんそれぞれのニーズに合わせた細かい指導ができるのが、トレーナーの本当の強み。

痩せさせるのは、トレーナーの仕事の中でも最も簡単な部類の一つといえます。

トレーナーをうまく活用することで、体重のコントロールだけでなく、健康的な生活を送る人が増え、高齢者世代の医療費削減や健康維持にも貢献できると感じています。

体に関する悩みや目的があれば、まずはトレーナーに相談してみてはいかがでしょうか。

トレーナーの役割をもっと広く理解し、みなさんが持っている様々な体の悩みや目的に応じて活用してほしいと思います。

そういうトレーナーがみなさまの周りにいることを願っています。

理学療法士の役割と未来

理学療法士（ＰＴ：Physical Therapist）は、日本ではまだ十分に認知されていない職業の一つでしょう。

私は理学療法士の国家資格を持っていますが、未だに「医」学療法士と間違われたり、「理学療法士って何やってるの？」と尋ねられることが多々あります。

理学療法士に接したことがある人は、リハビリを行う専門家だと理解してくれますが、残念ながらそれすらも知らない人が多いのが現状です。

理学療法士の専門分野は、みなさんが想像するよりもずっと幅広い。

整形外科領域のリハビリはもちろん、脳梗塞後の麻痺に対するリハビリや呼吸器リハビリ、さらに車椅子の修理や杖の処方、障害者の支援アイテムの作成や選定の仕事も行います。

ほかにも、表情筋へのアプローチもしますし、テーピングやサポーターの選択、更衣、入浴などの介助も行いますし、義足や義手の調整も行います。

このように、理学療法士は広範な知識と技術を持ち、解剖学、生理学、運動学、内科、神経内科、整形外科といった多様な分野に精通しているはずです。

ですが、現場ではその能力が存分に活用されているとはいい難い。

その理由として、日本の理学療法士は医者の指示がなければ活動できないため、もっと幅広い分野で活躍できるはずが、思うように活動できない現状があるのです。

また、病院などに所属していない理学療法士は保険診療ができないため、自由診療でしか活動できないという制約もあります。

このため、理学療法士が独立して活動することは少なく、医療の現場でその専門性を発揮しにくい状況が続いています。

もし、理学療法士が保険診療を利用して活動できるようになれば、たとえば、

「ちょっと足が痛いけど、病院に行くほどじゃない気もするんだけど、実際はどうなんだろう」

などというとき、病院で医者に診てもらう前に理学療法士が診ることが可能となります。

そうやって初期の診断や治療を行い、必要に応じて医者に紹介する体制が整えば、多くの人が健康を維持しやすくなり、結果として国全体の医療費の削減にもつながるはずです。

アメリカやヨーロッパではそれが当たり前に行われています。

さらに、実際に私が行ってきたように、理学療法士がそれなりの待遇を得てスポーツクラブなどで活動することで、リハビリや予防的な運動指導が行えるようになるはずです。

私は、今後の高齢化社会に対応するためにも、理学療法士をもっと使うべきだと考えています。

少しずつですが、理学療法士による運動指導に対する補助金なども設定され始めました。

日本と比べてアメリカでは理学療法士の地位が高く、また仕事の範囲の広さも痛感しました。

アメリカのように日本でも理学療法士の役割が広がれば、みなさまの健康維持に大きく貢献できると信じています。

そのためにも私は今後、理学療法士という職業が持つ可能性を最大限に引き出し、その専門性を社会全体に認知させるための取り組みもしていこうと考えています。

この本もその一助となってほしいと考えています。

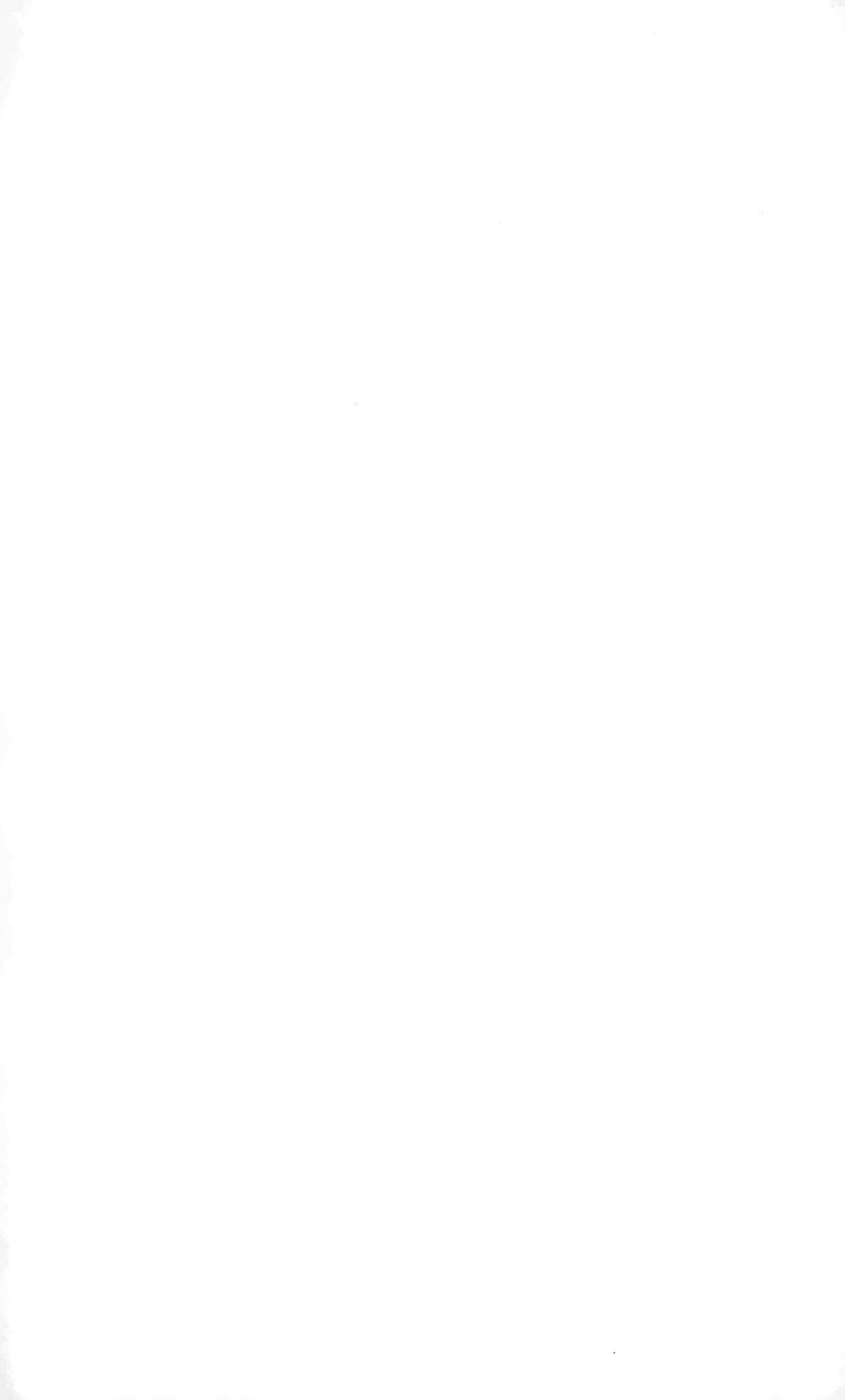

おわりに

理学療法士兼パーソナルトレーナーとして長年活動してきた経験から、健康や運動に関する様々な誤解や思い込みに出会ってきました。

それらを解消し、正しい知識と実践的なアドバイスをお届けしたいという思いで、この本を執筆しました。

健康や運動に関する情報は世の中に溢れています。

しかし、その中には科学的根拠に乏しいものや、過度に単純化された情報も少なくありません。

本書では、そういった情報の海の中で迷子にならないよう、私の経験と専門知識を基に、できる限り分かりやすく、かつ正確な情報をお伝えすることを心がけました。

「腕立て伏せができないとヤバい」「寝相は悪いくらいがいい」「かかとから着地は本当に正しい？」など、一見すると意外に思えるタイトルの章もあったかもしれません。

これらは、私が日々の仕事の中で重要だと感じた点を、あえて刺激的な言葉で表現したものです。

皆様の健康に対する意識を高め、日常生活の中で実践できるヒントを提供できたなら幸いです。

本書を通じて、健康は特別なものではなく、日々の小さな積み重ねによって築かれるものだということをお伝えしたかったのです。

運動は苦手、時間がない、年齢的に無理だと諦めている方も多いかもしれません。

しかし、本書で紹介した方法を少しずつ取り入れることで、誰もが健康的な生活を送ることができるはずです。


最後に、この本が皆様の健康維持や改善のきっかけとなり、より充実した人生を送るための一助となることを願っています。

また、理学療法士という職業の可能性や、トレーナーの役割についても触れましたが、これらの専門家をぜひ積極的に活用していただければと思います。

健康で幸せな人生を送るための第一歩として、本書が少しでもお役に立てば、著者としてそれに勝る喜びはありません。

福田潤（ふくた・じゅん）

株式会社 J CONCEPT 代表／理学療法士／パーソナルトレーナー

1983 年長野県生まれ
2005 年青山学院大学経営学部経営学科卒業。横浜リハビリテーション専門学校理学療法学科入学
2009 年同学科卒業。同時に国家資格『理学療法士』修得。特別医療法人慶友整形外科病院リハビリテーション課入職
2013 年 J1visa を取得しアメリカ合衆国ハワイ州にてインターン
2015 年帰国後、フリーランストレーナーとして活動
2016 年株式会社 J-LIFE CREATION 設立
2017 年株式会社 J CONCEPT 設立。同時に Personal Fitness Salon J STYLE を開業
2022 年六本木、西麻布に NEON WORKOUT EYL を開業。同年フィットネス関連事業のために gene-fit 立ち上げ
2024 年株式会社オネストウェイの外部顧問に就任。吉祥寺にパーソナルジムの Medic’s Gym をプロデュース

大学野球部時代に自身の怪我を理由にプレイヤーからトレーナーに転身、メディカルに強いトレーナーを目指して、理学療法士となる。

その後、整形外科病院にて学生アスリートからプロのアスリートまで、更に児童から高齢者までを対象として多くの患者をサポート。あらゆる整形疾患の保存的リハビリテーション、手術前後のリハビリテーションを経験。

論文などを通じ英語の必要性を強く感じるとともに、海外のスポーツビジネス事情、フィットネス事情、リハビリ事情に興味を持ち、単身ハワイへ。

ハワイでマーケティングやアカウンティング業務を経験しながらアメリカの生のトレーニングやフィットネス、スウェーディッシュマッサージに触れ刺激を受ける。またアメリカのPhysical Therapist の活動を目の当たりにし、日本の理学療法士がいかに守られているかというのを肌で感じる。

2015 年ハワイより帰国後に治療もできるパーソナルトレーナーとして、アスリートから高齢者まで幅広い層にクライエントを持ちフリーランスとして活動。

2016 年、メディカル×トレーニング×リラクゼーションの融合をテーマにトレーナーとして、できるだけ多くの方のお手伝いをするために J?LIFE CREATION を設立。


現在もトレーナーとして多くの経営者から信頼を得てクライエントの 90% が経営者という環境で指導を行なっている。またその影響もあり対個人だけでなく､対企業として健康経営、従業員の健康のためのアドバイス、お客様向けコラムの寄稿、健康・運動にまつわるコラボ企画、またハワイでの経験からハワイを絡めてた各種イベントの相談なども受けている。本書が初の著作となる。

装丁：菊池祐（ライラック）
校閲：鴎来堂
編集：岩崎輝央

ひねくれトレーナーが教える
本当の健康の教科書

2024年9月6日　初版　第1刷発行

著　者　　福田潤

発行所　　株式会社 游藝舎
東京都渋谷区神宮前二丁目28-4
電話 03-6721-1714　FAX 03-4496-6061

印刷・製本　　中央精版印刷株式会社

ISBN978-4-9913351-4-3 C0030